Andrea Kisch | Sabine Pauli

Schreibstörungen bei Kindern erkennen und behandeln

Das Praxisbuch für Therapie und Pädagogik mit **RAVEK-S**
(Ravenburger Erhebungsbogen grafo- und schreibmotorischer Auffälligkeiten)

Andrea Kisch | Sabine Pauli

Schreibstörungen bei Kindern erkennen und behandeln

Das Praxisbuch für Therapie und Pädagogik

Mit RAVEK-S

verlag modernes lernen

Informationen über die dreiteilige Zusatzausbildung
„Fachtherapeut/in für Fein- und Grafomotorik nach Pauli/Kisch"
www.fein-grafomotorik-fortbildung.de
www.ergotherapie-ravensburg.de
Kontakt: sabine.pauli@web.de

@ **Der RAVEK-S kann heruntergeladen werden unter:**
https://www.verlag-modernes-lernen.de/permalink/v1294

Veröffentlicht in der Edition:
verlag modernes lernen Borgman GmbH & Co. KG
Schleefstraße 14 ▪ D-44287 Dortmund

Gesamtherstellung in Deutschland: Löer Druck GmbH, Dortmund

2., verb. und erweiterte Aufl. 2018

Titelfoto: A. Kisch, Foto S. 31: E. Fessler, alle anderen Fotos: A. Kisch
Zeichnungen: A. Kisch / S. Pauli

Bestell-Nr. 1294 (ehemals 1095 und 1081) ISBN 978-3-8080-0838-6

Inhalt

Einführung

Schreiben ist eine sehr komplexe Tätigkeit, die im Zusammenspiel von feingesteuerter Finger-, Hand- und Armbewegung, Kognition und Sprache in der Schule gelernt wird. Einige Kinder haben bereits beim Schreiben-Lernen erhebliche Schwierigkeiten. Andere beim Wechsel von der sogenannten Druck- auf eine verbundene Schrift oder erst in einer höheren Klasse, wenn das Tempo und die Textmenge gesteigert werden.

Was können ErgotherapeutInnen und PädagogInnen tun, um zielgerichtet mit diesen Kindern zu arbeiten? Hilft es, die Sensomotorik allgemein zu fördern oder führt ein Angebot zur Förderung der Handgeschicklichkeit mit Spielen, Werken und bildnerischem Gestalten zur Lösung des Schreibproblems? Ist das Üben der Buchstaben und Wörter in den Linien der jeweiligen Schulklassen das Mittel der Wahl oder sind „Schönschreibübungen" das Richtige?
Diese und viele weitere Fragen beschäftigen zunehmend ErgotherapeutInnen und PädagogInnen und sie suchen nach hilfreichen Antworten.

In diesem Buch wird dargestellt, warum Schreiben von Hand, vor allem beim Schreiben-Lernen, auch in der Zeit der elektronischen Kommunikation immer noch so wichtig ist, welcher Zusammenhang zwischen Schreiben und Lesefähigkeit besteht und was im Gehirn dabei geschieht.
Die vielfältigen Voraussetzungen zum Schreiben werden ausführlich dargestellt und damit eine Vielzahl von Wissensbausteinen vermittelt, die für ein zielgerichtetes Arbeiten mit schreibauffälligen Kindern und Jugendlichen erforderlich sind.

Faktoren, wie z. B. der Einfluss der Stifthaltung und der Einfluss des Schreibgeräts auf flüssiges, anstrengungsfreies, leserliches und schnelles Schreiben werden beschrieben. Es wird dargestellt, warum die Beweglichkeit und Koordination der Hand und besonders der Schreibfinger für die Entwicklung automatisierter Bewegungsmuster besonders wichtig sind und welche Übungsmöglichkeiten es gibt.

Viele Schreibprobleme entstehen durch fein- und grafomotorische Auffälligkeiten, deren Beobachtung über den **RAVEK** (**Ra**vensburger **E**rhebungsbogen fein- und grafomotorischer **K**ompetenzen) möglich ist. Weiterhin werden Interpretationshilfen zur Beurteilung und Behandlungsmöglichkeiten dargestellt (siehe auch RAVEK-Handbuch, Lit.).

Teilweise ist mit ein Grund für Schreibauffälligkeiten in den spezifischen Schwierigkeiten der verschiedenen deutschen Schulschriften zu finden; diese werden vorgestellt und Lösungsmöglichkeiten aufgezeigt.

Das erste deutsche Befundinstrument zur übersichtlichen und systematischen Erfassung von Schreibauffälligkeiten, der **RAVEK-S** (**Rav**ensburger **E**rhebungsbogen grafo- und **s**chreibmotorischer Auffälligkeiten) wird vorgestellt und Anleitung zur Beurteilung der Beobachtungen der Bögen für TherapeutInnen, LehrerInnen und Eltern gegeben.
Ein weiterer Teil des Buches widmet sich der Schriftanalyse, die als Grundlage eines zielgerichteten Arbeitens unerlässlich ist.
Es werden Übungen aus dem Buch „Die Ravensburger Feinmotorikkiste" (FeinMoKi) zur Verbesserung der Beweglichkeit und Koordinationsfähigkeit der Hand und besonders der Schreibfinger vorgestellt.

Zur Förderung der grafo- und schreibmotorischen Kompetenzen wurden die Übungsprogramme **„Geschickte Hände zeichnen 3 und 4"** entwickelt. Mit ihnen können Basisübungen, die auf die Schrift übertragen werden sollen, durchgeführt werden.

Zur Planung und Durchführung der Behandlung von Schreibstörungen werden altersrelevante Arbeits- und Übungsformen für Kinder und Jugendliche vorgestellt, geeignete Medien aufgeführt und die Unterstützung linkshändiger Kinder im Schulalltag beschrieben.

Dies Buch ist ein „Praxisbuch für Praktiker" und bietet auf der Grundlage der Forschung zum Schreiben-Lernen eine Übersicht über die Problematik von Schreibstörungen bei Kindern und Jugendlichen. Es wurde aus der jahrzehntelangen ergotherapeutischen Erfahrung der Autorinnen entwickelt und hat das Ziel, den Kindern und Jugendlichen das Schreiben zu erleichtern, damit für sie schnelles, leserliches und anstrengungsfreies Schreiben möglich ist und sie sich dem Inhalt des Geschriebenen widmen können.

Der einfacheren Lesbarkeit wegen wurde überwiegend auf die weibliche / männliche, sowie die Schreibweise Kinder / Jugendliche verzichtet. Die Texte sind teilweise in Kurzform gehalten, um eine leichtere Übersicht zu ermöglichen.

Die einzelnen Finger sind im Text in folgender Weise nummeriert:
Daumen = Finger 1
Zeigefinger = Finger 2
Mittelfinger = Finger 3
Ringfinger = Finger 4
Kleiner Finger = Finger 5

1. Handschreiben – warum?

1.1 Schreiben von Hand

Schreiben-Lernen ist ein komplexer Lernvorgang, der eine Vielzahl von Funktionen beinhaltet und vielschichtige Kompetenzen des Kindes voraussetzt. Die motorische Bewegungserfahrung beim Schreiben von Hand ist für die Speicherung der Buchstabenformen im Gehirn besonders bei Schreibanfängern wichtig.

Das Schreiben von Buchstaben und Zahlen wird von Kindern über die taktil-kinästhetische Bewegungserfahrung beim Schreibprozess erfahren. Die speziellen Bewegungen, die zur Ausformung jedes Buchstaben erforderlich sind, werden über die Tiefensensibilität wahrgenommen und im Gehirn gespeichert. Nur durch häufige, flüssige und gleich ausgeführte Wiederholungen über Schreiben in Schriftgröße werden sie automatisiert und können als Bewegungsmuster zum flüssigen Schreiben abgerufen werden. Buchstaben sind somit „gefühlte Zeichen". Dieses Spüren und Erinnern der Bewegung hilft den Kindern, die Buchstabenformen zu behalten, also zu „be-greifen" und beim Schreiben wieder abzurufen.

1.2 Was geschieht beim Schreiben im Gehirn?

Über die Bewegung und die taktile Empfindung beim Führen eines Stifts entsteht in der Großhirnrinde ein „Gedächtnis" für diese Bewegung, die so genannte *„sensomotorische Erinnerung"*. Dr. C. Marquardt nennt dies *„kinästhetisches Lernen"*. Dadurch wird das visuelle Erkennen der Buchstaben unterstützt. Gespeichert werden die Buchstaben *„plurimodal"*, das heißt, über mehrere Sinnessysteme, was bedeutet, dass sie einerseits über eine unbewusste Simulation der Schreibbewegung verinnerlicht und andererseits visuell wahrgenommen werden.

In einem automatisierten Schreibprozess erkennt der Schreibende falsch geschriebene Buchstaben oder Wortteile zunächst daran, dass die Bewegung von der gewohnten Ausführung abweicht. Erst dann wird der Schreibvorgang unterbrochen und über eine visuelle Kontrolle das Schreibergebnis mit dem beabsichtigen Ergebnis verglichen.
Durch diese Art des Lernens, die sogenannte *„sensomotorische Erinnerung"* ist es möglich, Buchstaben oder benutzte Kurzworte, häufig an der Handbewegung zu erkennen, z. B. wenn man sie mit dem Finger „in die Luft schreibt". Dies nennt Dr. C. Marquardt *„kinästhetische Erleichterung"*.

Japanische Kinder lernen die Form der Schriftzeichen unter anderem, indem sie diese mit den Fingern häufig auf den Tisch oder auf ihren Oberschenkel „malen".

Bewegungserfahrung hilft dabei, Buchstabenformen und Buchstabenkombinationen zu behalten. Dies konnte durch eine japanische Studie von 1999 nachgewiesen werden. Dabei wurde herausgefunden, dass dieselben Areale im Gehirn aktiv sind, die beim Schreiben erregt werden, wenn die Versuchspersonen lediglich an die Buchstabenformen dachten. (Lit. Nr. 27)

Auch in unserem Kulturkreis arbeiten viele Schulen mit Übungen zur Vertiefung der Wahrnehmung von Buchstaben über mehrere Sinneskanäle. Sie werden z. B. auf den Rücken des Kindes „geschrieben“, aus Knete nachgebildet, in Sand oder auf Papier gemalt und ausgeschnitten. Auch das gestische Unterstützen durch Gebärden beim Erlernen einer Buchstabenform hilft den Kindern dabei, sich die neue Form zum entsprechenden Laut besser einzuprägen.

1.3 Was geschieht beim Lesen?

Um lesen zu lernen, ist die Fähigkeit, Buchstabenformen und Buchstabenverbindungen über sensomotorische Prozesse zu speichern, unabdingbar.

Lesen könnte man auch als eine Art *„inneres Schreiben“* bezeichnen. Beim Lesen ist ein ausgedehntes Netzwerk im Gehirn beteiligt, das sich beim parallelen Schreiben- und Lesen-Lernen bildet. Lesen erfordert eine Vielzahl verschiedener Lern- und Wahrnehmungsprozesse. So muss die visuell wahrgenommene Form mit dem Laut der Aussprache in Verbindung gebracht werden, d. h., das Kind muss die auditive bzw. visuelle Wahrnehmung mit der speziellen Bewegung zum Schreiben des Buchstaben verknüpfen.

1.4 Warum lernen Kinder am PC weniger gut lesen?

Wenn Kinder am PC schreiben und lesen lernen, z. B., weil sie wegen einer Körperbehinderung nicht von Hand schreiben können, ist das Lesen-Lernen erschwert. Es fehlt die spezielle Schreibbewegungserfahrung und somit die *„sensomotorische Erinnerung“* jedes einzelnen Buchstaben. Die Erinnerung daran, wo auf der Tastatur die entsprechende Taste liegt und dann gedrückt wird, gibt nur eine vage Verbindung zu der Erinnerung, welche Form dieser Buchstabe hat und wie diese benannt wird.

In einer Untersuchung von 4–5-jährigen Kindern konnten J.-L. Velay und M. Longcamp, Kognitionswissenschaftler in Marseille, nachweisen, dass Kinder, die von Hand schrieben, einen klaren Lesevorteil gegenüber den Kindern hatten, die Buchstaben lediglich mit dem PC tippten. Im Versuch schrieb die erste Kindergruppe Schreibschrift-Buchstaben von Hand unter vorgeschriebene Buchstaben. Die

zweite Gruppe bekam Buchstaben im PC gezeigt und sollte die entsprechenden Tasten drücken.
Das Ergebnis zeigte, dass Kinder besser lesen lernen, wenn sie gleichzeitig von Hand schrieben und die Buchstaben dabei aussprachen. (Lit. Nr. 27)

1.5 Feinmotorik und Sprechen

M. Kolzowa wies bereits 1975 in Leningrad nach, dass ein enger Zusammenhang zwischen der Sprachentwicklung und dem Stand der feinmotorischen Entwicklung bei Kindern besteht. Sie beschreibt, dass Kinder mit guten isolierten Fingerbewegungen „eher sprechende Kinder“ und Kinder mit schlaffen oder steifen Fingern „nicht sprechende Kinder“ sind. (Lit. Nr. 29)

Diese Forschungsergebnisse bestätigen unsere Beobachtungen in der jahrzehntelangen Erfahrung mit schreibauffälligen Kindern in der ergotherapeutischen Praxis: Handmotorische Auffälligkeiten sind häufig zusammen mit einem Förderbedarf im Bereich der Sprache zu beobachten. Diese Kinder zeigen bereits im Vorschulalter unterschiedliche Probleme der Handmotorik, wie z. B. eine mangelnde Handkraft auf der Grundlage einer ganzkörperlichen Tonusregulationsstörung oder eine mangelnde Handgeschicklichkeit im Rahmen einer generellen Koordinationsstörung. Daraus resultiert nicht selten eine interdisziplinäre Zusammenarbeit zwischen Logopäden / Sprachtherapeuten und Ergotherapeuten. Besonders bei jungen Kindern mit ca. 4 Jahren ist es sinnvoll, parallel die Handgeschicklichkeit und Sprache zu fördern, wie dies z. B. durch Fingerspiele in Kombination mit Sprechreimen möglich ist. Umgekehrt ist es wichtig, Kinder mit Sprachauffälligkeiten auf ihre Handgeschicklichkeit hin zu überprüfen und bei Auffälligkeiten zu fördern.

1.6 Schreiben und Denken

In Amerika wurde bei Kindern der 2., 4. und 6. Klasse beobachtet, dass sie sich präziser und kreativer ausdrücken sowie vollständigere Sätze formulieren, wenn sie von Hand schreiben. Der dazu notwendige Denkprozess wird durch das Mitbewegen der Finger beim Schreiben der Buchstaben zusätzlich gefördert. Daraus wurde abgeleitet, dass das Schreiben mit der Hand bei Kindern andere Denkprozesse in Gang setzt, als das Tippen mit der Tastatur. (Lit. Nr. 30)

1.7 Schreiben mit dem PC für Kinder

Das Schreiben mit dem PC ist nach dem abgeschlossenen Schriftspracherwerb eine wichtige Kompetenz. Sie ist für die Teilhabe beim Schulbesuch vor allem in den höheren Klassen, z. B. bei den Hausaufgaben, beim Erstellen von Referaten / Protokollen und zur Kommunikation in der Freizeit, z. B. zum Schreiben von Mails, unabdingbar.

Von daher sollten Kinder nach dem abgeschlossenen Schriftspracherwerb unbedingt lernen, mit zehn Fingern blind auf der Tastatur zu schreiben. Nur darüber ist es ihnen möglich, den motorischen Tippprozess mit dem Denkprozess zu verbinden und zu einem schnellen, automatisierten Schreiben zu kommen. So können die Kinder / Jugendlichen am Bildschirm ihren Text verfolgen und sich ganz auf den Inhalt konzentrieren. Dieses automatisierte Tippen ohne visuelle Kontrolle erfordert ein systematisches Üben mit häufigen Wiederholungen über einen längeren Zeitraum. Dazu gibt es gute, kindgerechte Programme, mit denen Kinder zuhause üben können, z. B. wenn der Unterricht in Schulen zum Tippen-Lernen nicht ausreichend oder zu kurz angeboten wird.

Wie bei allen Bewegungen müssen die erforderlichen Bewegungsmuster im Gehirn gebahnt und gespeichert werden. Das geschieht nur, wenn die Tippbewegungen häufig, regelmäßig und auf gleiche Weise durchgeführt werden. Sie laufen mit zunehmender Übung durch die *„sensomotorischen Erinnerung“* automatisch ab und das Kind muss die Bewegungen nicht mehr visuell kontrollieren. So kann es sich, wie dies auch beim Schreiben von Hand nach dem Schreiben-Lernen geschieht, zunehmend den Inhalten und der Rechtschreibung des zu schreibenden Texts zuwenden und sich gleichzeitig auf andere parallel laufende Prozesse konzentrieren, z. B., zuhören, sich unterhalten oder auf die Gestaltung des Texts achten.

Für motorische beeinträchtigte Kinder, die nur sehr langsam, unleserlich oder überhaupt nicht von Hand schreiben können, ist das Schreiben am Computer ein wichtiger Schritt zum Lernerfolg. Unbedingt sollten sie von Anfang an mit zehn Fingern tippen lernen. Wenn dies z. B. durch eine Körperbehinderung nicht möglich ist, sollte durch geschultes Personal nach individuellen Lösungsmöglichkeiten gesucht werden, wie mehrere Finger eingesetzt werden können.

2. Voraussetzungen zum Schreiben

2.1 Geschicklichkeit und motorisches Lernen

Das motorische und somit auch das fein-, grafo- und schreibmotorische Lernen von Kindern unterliegen bestimmten Prinzipien, die in der therapeutischen und pädagogischen Förderung berücksichtigt werden müssen:

- Vom Groben zum Feinen
- Vom Einfachen zum Differenzierten
- Vom Langsamen zum Schnellen
- Vom Schnellen zum Rhythmischen
- Und vom Schnellen, Rhythmischen zum Automatisierten und Generalisierten

Wiederholt ein Kind bestimmte Bewegungen, muss es diese immer weniger bewusst planen. So werden Bewegungen automatisiert und das Kind entwickelt seine Geschicklichkeit. Diese Geschicklichkeit des gesamten Körpers und der Hände wird durch vielfältige sensomotorische Erfahrungen kontinuierlich verfeinert.

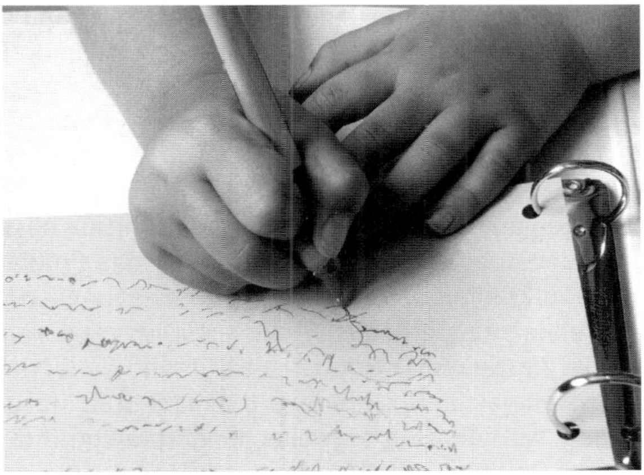

Abb. 1: Spielerische „Schreibübungen" eines Vorschulkindes

Bezogen auf die Handgeschicklichkeit heißt das, dass ein vielfältiges Betätigungsangebot und häufiges eigenes Handeln und Tun die Basiskompetenzen der Feinmotorik während der gesamten Kindheit schult. Das Kind entwickelt bei fein- und grafomotorischen Tätigkeiten eine Vielzahl von Fähigkeiten, wie z. B. exaktes Spüren von Tastinformationen und die Feinsteuerung der Bewegung beim Werkzeuggebrauch. Auf dieser Grundlage ist es ihm möglich, unterschiedliche Fertigkeiten wie z. B. malen, schreiben und schneiden zu erlernen.

Es ist wichtig, dass Bewegungen so lange geübt werden, bis sie automatisiert ablaufen, da das Gehirn nicht gleichzeitig zwei motorische Handlungen planen kann. (Kap. 1.2) Wenn ein Kind schreiben lernt, kann es dabei nicht gleichzeitig sprechen und nicht die Konzentration aufbringen, um während des Schreibens gleichzeitig zuzuhören. Es benötigt seine gesamte Aufmerksamkeit für die Planung und Ausführung der Schreibbewegung. Da auch zum Sprechen Bewegungsplanung benötigt wird, ist dies nicht gleichzeitig möglich. Erst wenn sich seine Schreibbewegungen durch häufiges Wiederholen automatisiert haben, kann das Kind seiner Umgebung mehr Aufmerksamkeit schenken, und beim Schreiben z. B. gleichzeitig zuhören, wie dies z. B. bei einem Diktat erforderlich ist. Durch variationsreiches Schreiben generalisieren sich die Schreibbewegungen zunehmend, sodass Schreiben z. B. in verschiedenen Größen möglich ist.

2.2 Körperspannung (Muskeltonus) / Tonusstörungen

Der Tonus ermöglicht es dem Menschen, sich gegen die Schwerkraft aufzurichten und sich durch das abgestimmte Zusammenspiel von Muskelgruppen und Muskelketten zu bewegen. Der Tonus wird durch Sinnesreize gesteuert und kann kurzzeitig willentlich beeinflusst werden. Diese Sinnesreize werden in den folgenden Basis-Sinnessystemen verarbeitet: dem taktilen, dem vestibulären und dem propriozeptiven System. Eine angemessene Muskelspannung ermöglicht eine flüssige Bewegung, die jederzeit abgestoppt werden kann. Wenn eines dieser Basis-Sinnessysteme unzulänglich arbeitet, kann sich dies in einer Tonusregulationsstörung äußern, die sich bei jedem Kind in unterschiedlichen Schwierigkeiten und Auffälligkeiten zeigt.
Dabei ist der Tonus entweder zu niedrig (Hypotonie), zu hoch (Hypertonie) oder wechselnd.

Bezogen auf die Stifthaltung und Stiftführung besteht bei Kindern / Jugendlichen mit Tonusregulationsstörungen häufig das Problem, dass sie sich kompensatorisch verkrampfen. Dadurch ist die Bewegungsausführung beeinträchtigt und die Schreibleistung erheblich reduziert. Dies zeigt sich z. B. in einer Tempoverlangsamung, zu starkem Druck auf den Stift und / oder das Papier und einer mangelnden Präzision bei der Stiftführung. Um mehr Stabilität zur Stifthaltung und -führung zu haben, wird der Stift teilweise im Vierpunktgriff (Kap. 2.14.4) oder mit überschlagenem Daumen gehalten. (Kap. 2.14.6)

Fördermöglichkeiten:
Die Förderung einer Tonusregulationsstörung muss immer auch über ganzkörperliche Bewegung erfolgen. Ein häufiges Problem von schreibauffälligen Kindern ist ein zu niedriger Tonus mit dem daraus resultierenden Kraftmangel und der kompensatorische Verkrampfung. Möglichkeiten, den Tonus durch Bewegung zu regulieren, sind Zug- und Druckspiele, wie z. B. sich mit verschiedenen Körperteilen von der Wand abdrücken, das Körpergewicht etwas mit den Händen von einem

Tisch abdrücken, die Finger beider Hände gegenseitig einhängen und kräftig auseinanderziehen oder aufstehen, sich recken und strecken, herumhüpfen oder eine Treppe hinauf- und hinunterlaufen.
Der z. T. gravierende Kraftmangel hypotoner Kinder erfordert zusätzlich zur ganzkörperlichen Tonusregulation kraftaufbauende Förderangebote für die Hände, die im häuslichen Umfeld unbedingt weiter aufgegriffen werden müssen. Günstig ist dafür z. B. kneten, sägen, reißen von Pappe, spielen mit Wäscheklammern oder das spielerische Heranziehen von schweren Gegenständen mit einem Seil und viele Arbeiten im Haushalt, z. B. Gemüse schälen, Teig kneten, Gartenarbeit oder Schuhe putzen.
Die Kräftigung speziell der Schreibfinger wird z. B. durch Schraffieren auf einer unebenen Unterlage, wie einer Raufasertapete, oder durch kräftiges Ritzen mit stiftähnlichen Werkzeugen auf einer Metallfolie gefördert.
Bei einigen Kindern kann der Muskeltonus durch das Auflegen von mit Sand gefüllten Säckchen oder das Anziehen von Westen, die mit Sand gefüllt sind, reguliert werden, da die Kinder die Körperteile darüber besser wahrnehmen können.

In unserem Buch „Was ist los mit meinem Kind" befinden sich weitere Informationen zur Förderung von Kindern mit Tonus-Regulationsstörungen. (Siehe Literatur)

2.3 Koordination / Koordinationsstörungen

Unter Koordination versteht man das harmonische Zusammenspiel von Muskelgruppen, Muskelketten und Körperteilen, damit eine bestimmte Körperbewegung zustande kommt. Vereinfacht dargestellt ist eine Bewegung dadurch möglich, dass gegenüberliegende Muskelgruppen, die Beuge- und Streckmuskeln, harmonisch und wechselseitig zusammenarbeiten. Das Abwinkeln eines Arms geschieht, indem sich die Beugemuskeln zusammenziehen und die gegenüberliegenden Streckmuskeln entsprechend dehnen.

Bezogen auf die Schreibbewegung ist eine fein abgestimmte Koordination von Schulterbewegung, Bewegung des Ellenbogens, Pro- und Supination im Unterarm, eine kleinräumige, exakte Bewegung des Handgelenks sowie ein harmonisches Bewegungszusammenspiel der Schreibfinger erforderlich, um die Buchstabenformen ausführen zu können. Steht dieses Zusammenspiel im Missverhältnis, ist die Koordination und damit die Schreibfähigkeit gestört.

Fördermöglichkeiten:
Eine Förderung der Koordinationsfähigkeit der Bewegungen gelingt nur durch vielfältige, regelmäßige ganzkörperliche Bewegungserfahrungen. Dies ist eine Voraussetzung für eine harmonische Koordination aller Körperteile. Über häufige

Wiederholungen wird die Koordinationsfähigkeit verbessert, d.h. die Bewegungen werden geschickter und differenzierter.

In Bezug auf die Fein-, Grafo- und Schreibmotorik heißt das, dass eine ganzkörperliche Koordinationsförderung immer auch Elemente der fein-, grafo- und schreibmotorischen Förderung beinhalten muss. Dies ist möglich nach dem Prinzip der Arbeit im „Parcours", über das Arbeiten nach dem „Ravensburger Therapiekonzept" (Kap. 9.3) und über das Einbeziehen verschiedener Materialien, z.B. aus der „Ravensburger Feinmotorikkiste". (Kap. 9.4 / 9.4.1)

2.4 Einfluss der Gelenkbewegung auf die Schreibbewegung

Die Bewegung beim kleinräumigen Malen und Schreiben wird mehr aus den Fingern, dem Handgelenk oder gleichzeitig aus Fingern und Handgelenk gesteuert als aus Ellenbogen- und Schultergelenk. Nur von jüngeren und grafomotorisch ungeübten Kindern wird die Bewegung mehr aus Ellenbogen und Schulter gesteuert.

Bei der Beobachtung der Schreibbewegung mit dem **RAVEK-S** gilt es, u.a. die überwiegende Bewegungssteuerung festzustellen und die eingeschränkte Gelenkbeweglichkeit zielgerichtet zu fördern. (Kap. 7)

2.4.1 Schulter-Ellenbogen-Gelenk

Großräumige Mal- und Schwungübungen, die am Anfang des Schreiben-Lernens zur Formerfassung dynamisch und schnell gemalt werden, sind hauptsächlich aus Schulter und Ellenbogen geführt.
Je kleinräumiger und genauer die Mal- und Schreibbewegung ausgeführt wird, wie dies bei Buchstaben und Zahlen erforderlich ist, umso eher muss die Bewegung aus dem Handgelenk und besonders aus den Fingern gesteuert werden. Schulter und Ellenbogen haben dabei die Halte- und Führungsfunktion des Schreibarms, damit die Hand kontinuierlich waagerecht nachrutschen kann. Gelingt diese Führung aus Schulter und Ellenbogen nicht, wirken beim Zeichnen lange, waagerechte Linien verzittert oder werden angesetzt. Beim Schreiben, vor allem ohne Linien, kann die Schreibrichtung nicht gehalten werden, die Schrift sinkt am Zeilenende nach unten ab, und das Nachrutschen ist erschwert.

Manche Kinder / Jugendliche halten Schulter und Ellenbogen fixiert und unbeweglich. Teilweise pressen sie beim Schreiben den Oberarm an den Körper. In ihren Schreibbewegungen haften sie auf der Stelle und schreiben die Buchstaben eher klein und eng zusammen. Damit der Arm während des Schreibens locker geführt werden kann, ist es grundsätzlich günstiger, das Blatt leicht schräg vor sich hin zu legen als gerade. (Kap.2.10)

Fördermöglichkeiten:

- Schwungübungen mit Schwungbändern oder Pois
- Großräumiges Werfen von Materialsäckchen
- Prellen großer Therapiebälle
- Großräumige Schwung- und Zeichenübungen mit Stiften auf dem Tisch, an einer Schräge, einer Tafel oder einer senkrechten Fläche. Dazu können die Grundformen der Schrift und die zu lernenden Buchstaben schwungvoll nachgespurt werden. Dies sollte keinesfalls zu exakt geschehen, da bei einem geringen Tempo und exakter visueller Kontrolle keine Bewegungsmuster im Gehirn gespeichert werden. Kann das Kind die Nachspurübung nicht dynamisch ausführen, ist u. U. die Aufgabe zu schwierig gewählt und Vorübungen zur Formerfassung sind erforderlich. Es ist wichtig, bei Buchstaben auf die Richtungspfeile der Schreiblehrgänge zu achten.
- Zur Kompensation einer Tonusregulationsstörung ist bei manchen Kindern und Jugendlichen eine dauerhafte Verkrampfung beim Schreiben zu beobachten. Dabei wird die Schulter hochgezogen und der gesamte Schultergürtel sowie die Brust- und Halswirbelsäule zeigen zunehmend Haltungsschäden.

Bewegungs-, Kräftigungs- und Dynamisierungsübungen und das Bewusstmachen der Schulter- und Armstellung kann die Beweglichkeit verbessern, z. B. durch Armkreisen, Klatschspiele (abwechselnd über dem Kopf und hinter dem Rücken) sowie Klettern und Handball oder Basketball spielen. Teilweise ist eine physiotherapeutische Behandlung parallel zur Schreibtherapie erforderlich.

2.4.2 Unterarm

Beim Malen und Schreiben sollte der Unterarm locker auf der Unterlage aufliegen. Nur so kann dieser gleichmäßig über das Papier geführt werden, sodass exakte Formen gelingen. Kinder / Jugendliche mit niedrigem Tonus, mangelnder Kraft oder mit Gleichgewichtsproblemen verlagern häufig zur Stabilisierung ihr Körpergewicht auf den Schreibarm. Dadurch ist eine dynamische Schreibbewegung und das gleichmäßige Nachziehen bzw. bei Linkshändern das Nachschieben des Unterarms beeinträchtigt.
Manche Kinder / Jugendliche legen beim Schreiben nur die Handkante und das Handgelenk, nicht aber den Unterarm und Ellenbogen auf der Unterlage ab. Andere heben zusätzlich auch das Handgelenk und den Ellenbogen ab. Beides beeinträchtig die Schreibbewegung massiv und deutet auf Tonusregulations- und / oder taktil-kinästhetische Störungen hin.

Fördermöglichkeiten:

- Ganzkörperliche Übungen zur Tonusregulation und zum Kraftaufbau wie z. B. in Bauchlage auf dem Rollbrett oder auf einer SI-Schaukel liegen und sich ausschaukeln.
- Zum Schreiben ist es wichtig, eine ergonomische Sitzhaltung anzuleiten und diese bewusst einzunehmen. (Kap. 2.11)
- Unter den Unterarm und / oder das Handgelenk kleine, flache Gegenstände legen und beim Malen und Schreiben mitführen. (Kap. 2.14.11)

2.4.3 Handkante / Handgelenk

Die Handkante und das Handgelenk müssen beim Schreiben auf der Unterlage aufliegen. Während des Schreibens soll die Hand locker über das Papier gezogen bzw. bei Linkshändern geschoben werden. Diese exakte Bewegungsdosierung ist für viele Kinder / Jugendliche schwierig.
Wenn die Handgelenkbewegung eingeschränkt ist, kann keine feine Richtungsanpassung der Schreibbewegung erfolgen. Die daraus folgende Vermeidung verschiedener Bewegungsrichtungen führt beim Ausmalen, Zeichnen und Schreiben dazu, dass das Kind das Blatt oder sich selbst auf dem Stuhl dreht.
Damit das Handgelenk auf der Unterlage aufliegt, ist eine wohl dosierte Bewegungsregulation notwendig. Bei einem niedrigen Tonus im Arm- und Handbereich haftet das Kind teilweise mit fixiertem Ober- und Unterarm auf der Stelle oder hebt zur Kompensation das Handgelenk von der Unterlage ab.
Manchmal ist der Tonus zu hoch, und das Kind / der Jugendliche kann die Spannung im Handgelenk nicht fein dosiert verringern; das Handgelenk ist verkrampft und wird von einigen Kindern in einer Hakenstellung gehalten. (Kap. 2.14.11)

Fördermöglichkeiten:

- Übungen zur Handgelenkbeweglichkeit aus dem Buch „Geschickte Hände – Handgeschicklichkeit bei Kindern".
- Kleinräumige grafomotorische Übungen aus dem Programm „Geschickte Hände zeichnen 3 und 4", vor allem Übungen zum Richtungswechsel. (Kap. 9.9)

2.4.4 Fingergelenke

Die Fingergelenkbewegungen, vor allem der Schreibfinger, haben einen wichtigen Anteil an der Schreibbewegung. Wenn Kinder / Jugendliche aus den verschiedensten Gründen ihre Fingergelenkbeweglichkeit nicht einsetzen, ist die kleinräumige Mal- und Schreibbewegung und damit eine exakte Stiftführung eingeschränkt. (Kap. 2.14)

Fördermöglichkeiten:

- Im Buch „Die Ravensburger Feinmotorikkiste“ befinden sich eine Vielzahl von spielerischen Übungsideen speziell zur Förderung der Fingerbeweglichkeit, z. B.: Einen umgedrehten Flaschenschraubdeckel, mit einer Murmel darin als kleines Karussell, zwischen den Fingern 1–3 drehen.
- Mit den Übungen aus den Zeichenprogrammen „Geschickte Hände zeichnen 3 und 4“ lässt sich die Fingerbewegung mit Stiften, z. B. beim Ausprobieren verschiedene Größenvariationen, fördern. Auch mit älteren Kindern / Jugendlichen sollten zur Verbesserung der Geschicklichkeit der Hand und speziell der Schreibfinger Übungen durchgeführt werden. In ihrer Studie (Lit. Nr. 24) stellten Dr. Sattler und Dr. Marquardt fest, dass sich die motorische Kompetenz bei Grundschülern mit jedem Schuljahr verbessert, allerdings auch im 4. Schuljahr noch nicht die Fähigkeiten von Erwachsenen erreicht sind.

2.5 Feinmotorik

Der Begriff Motorik ist vom lateinischen „movere“ abgeleitet und bedeutet „bewegen“ / „antreiben“.
Feinmotorik ist die gezielte, koordinierte Bewegung, die sich in kleinräumigen, besonders differenzierten Bewegungen, vor allem der Finger, zeigt. Feinmotorik entwickelt sich parallel zur Gesamtmotorik und bezeichnet Bewegungsabläufe in einem fortgeschrittenen Lernstadium jeder Bewegung. Zu den kompliziertesten Bewegungen, zu denen der Mensch fähig ist, gehören die der Hände und insbesondere die Schreibbewegungen. Die Förderung ist mit den Materialien der „Ravensburger Feinmotorikkiste“ (FeinMoKi) möglich. (Kap. 9.4.1)
Beobachtet werden kann die feinmotorische Kompetenz der Kinder sehr gut über den **RAVEK** (**Rav**ensburger **E**rhebungsbogen fein- und grafomotorischer **K**ompetenzen) und zwar mit dem Beobachtungsbogen zur Feinmotorik mit den Erläuterungen dazu im „**RAVEK** Handbuch“. (Kap. 4.2)

2.6 Feinmotorik im Bezug zur Handgeschicklichkeit und Schreibmotorik

Bei der Abklärung von Störungen der Fein- und Grafomotorik bzw. des Schreibens muss auch immer die Gesamtmotorik des Kindes in allen Aspekten beobachtet werden.
Die Motorik und speziell die Feinmotorik der Hände setzt sich aus vielen Aspekten zusammen und wird von zusätzlichen Faktoren beeinflusst. In Bezug auf die Beobachtung der Schreibmotorik bedeutet das, diese zu kennen und bei der Abklärung von Schreibstörungen zu berücksichtigen.

Die Feinmotorik in Bezug zur Handgeschicklichkeit und Schreibmotorik setzt sich aus folgenden Aspekten zusammen:

- Koordinationsfähigkeit / Dissoziationsfähigkeit
- Beweglichkeit
- Präzision der Bewegung
- Präzision des Spürens (Tiefensensibilität und Tastsinn)
- Räumliche Bewegungsgenauigkeit
- Zielgenauigkeit
- Exakte Geschwindigkeit
- Exakte Kraftdosierung
- Lockerheit
- Freisein von Störimpulsen

Weitere Faktoren, die die Feinmotorik / die Handgeschicklichkeit beeinflussen / beeinträchtigen:

- Gesamtkörperkoordination
- Tonusregulierung
- Bewegungsplanung
- Händigkeitsausprägung (Spezialisierung und Automatisierung von Arbeits- und Haltehand)
- Visuelle Wahrnehmung
- Sehen (Sehschwächen)
- Motivation / Konzentration

2.7 Grafomotorik

Grafomotorik ist die motorische Voraussetzung für späteres, schnelles Schreiben. Sie wird beim Malen und beim Umgang mit stiftähnlichen Werkzeugen, z. B. Pinseln, geübt und bedeutet beim Schreiben-Lernen eher ein langsames, formgetreues „Malen" von Buchstaben mit visueller Kontrolle. Die Formkontrolle steht dabei im Mittelpunkt. Allerdings entstehen durch das zu langsame und genaue „Malen" der Buchstabenformen keine Bewegungsmuster im Gehirn, die dann beim Schreiben abgerufen werden können.

Definition:
Grafomotorik bedeutet die Produktion von grafischen Zeichen mittels der Hand und einem Schreibgerät auf einem Untergrund.

Damit Kinder lesen und schreiben lernen können, brauchen sie nicht nur grafomotorische Kompetenzen, sondern die Fähigkeit, folgende Aspekte des Schriftspracherwerbs zu erfassen:

Ein *Graph* ist die kleinste, nicht bedeutungskennzeichnende Einheit in schriftlichen Äußerungen, z. B. ein Punkt.

Ein *Graphem* ist die kleinste bedeutungsunterscheidende geschriebene Einheit, also ein grafisches Symbol, das ein oder mehrere Phoneme wiedergibt, z. B. einen Buchstaben oder Buchstabengruppen.

Ein *Phonem* ist die kleinste, bedeutungsunterscheidende, aber nicht selbst bedeutungstragende sprachliche Einheit z. B. **B** in **B**ein im Unterschied zu **P** in **P**ein.

Ein *Symbol* ist ein Zeichen zum Erkennen einer Nachricht, z. B. ein Verkehrsschild, ein Buchstabe, eine Zahl.

Die grafomotorischen Kompetenzen der Kinder können über 4 Ballone aus dem **RAVEK** beobachtet werden. (Kap 4.2)

2.8 Schreibmotorik

Schreibmotorik ist ein komplexer motorischer Prozess als Grundlage einer flüssigen Handschrift und entwickelt sich auf der Grundlage zunehmend dynamischer grafomotorischer Betätigung. Die Buchstaben werden aus einer zuvor gelernten automatisierten Bewegung heraus geschrieben; sie „entstehen" wie „beiläufig", während sich das Kind / der Jugendliche dem Textinhalt oder den Rechtschreibregeln widmen kann. Die im Gehirn abgespeicherten ganzheitlichen Bewegungsmuster werden dabei abgerufen. Darüber ist automatisiertes, zunehmend schnelles und anstrengungsfreies Schreiben möglich. Dies erklärt, warum Schrift, die mit offenen Augen geschrieben wurde, annähernd gleich aussieht wie die mit geschlossenen Augen geschriebene.

Über den **RAVEK-S** (**Rav**ensburger **E**rhebungsbogen grafo- und **s**chreibmotorischer Auffälligkeiten) können Schreibauffälligkeiten erfasst werden. (Kap.7)

2.9 Visuelle Wahrnehmung / Störungen

Unter visueller Wahrnehmung versteht man die Aufnahme von Sehreizen über das Auge, die Weiterleitung zum Gehirn und die Verarbeitung dieser Informationen. Die visuelle Wahrnehmung hat einen wichtigen Einfluss auf alle fein-, grafo- und schreibmotorischen Tätigkeiten. Bei Auffälligkeiten in diesen Bereichen muss immer eine Abklärung der visuellen Wahrnehmung durchgeführt werden, um einen objektiven Eindruck zu bekommen und eine zielgerichtete Förderung von Defiziten in das Behandlungskonzept einzubeziehen. Hierzu eignet sich besonders der FEW-2 für Kinder im Alter 4;0–8;11 Jahren bzw. der FEW-JE für Jugendliche und Erwachsene von 9–90 Jahren. (Materialien / Bezugsquellen)

Im Folgenden wird beschrieben, welche Funktionen die visuelle Wahrnehmung beinhaltet und wie sich Störungen auf fein-, grafo- und schreibmotorische Leistungen auswirken können.

2.9.1 Auge-Hand-Koordination

Die exakte Zusammenarbeit der Augen und der Hände ist eine wichtige Voraussetzung, um die Bewegungen der Hände mit den Augen zu kontrollieren. Bei manchen Kindern / Jugendlichen sind die Bewegungen der Augen schneller oder langsamer als die der Hände. Teilweise können sie den Blick aus Unruhe oder Unsicherheit nicht lange genug auf ihrer Tätigkeit halten und schweifen immer wieder ab. Bereits im Bereich der Gesamtkörperkoordination und sämtlicher Bewegungen und

Tätigkeiten im Raum ist eine gute Auge-Hand-Koordination erforderlich, damit z. B. Ballspielen oder Sportarten mit Schlägern gelingen.
Weiterhin ist die Qualität des Gebrauchs von Werkzeugen wie z. B. Besen, Hammer, Zangen, Stiften, etc. von der visuellen Kontrolle abhängig.
Während der gesamten Kindheit erwirbt das Kind eine Vielzahl an Fertigkeiten. Die Ausführung wird über häufige Wiederholungen automatisiert und immer präziser. Dies erfordert eine exakte Sinnesverarbeitung im Bereich des Tastsinns und der Tiefensensibilität. Zur Kontrolle der Sinneseindrücke werden permanent die Augen mit eingesetzt. Aus dieser visuellen Erfahrung erwirbt der Mensch das Wissen darüber, wie sich Dinge anfühlen, ohne diese, wie junge Kinder, in den Mund stecken oder betasten zu müssen. (Kap. 2.12 / 2.13)

Störungen:
Häufig führt eine Störung der Auge-Hand-Koordination zu einer allgemeinen fein- und grafomotorischen Ungeschicklichkeit. Beim Werken, Basteln, Gestalten und Malen kann dann trotz großer Mühe keine Genauigkeit erreicht werden, sodass die Motivation des Kindes sinkt und fein- und grafomotorisches Arbeiten vermieden wird. Zur Kompensation wird das Werkzeug, z. B. der Hammer oder ein Stift zu weit vorne gehalten. Häufig sind Probleme beim Falten, Schneiden und beim Einhalten von Begrenzungslinien, z. B. beim Ausmalen und Schreiben in Linien und Rechenkästchen zu beobachten.

Bei einer unzureichenden Auge-Hand-Koordination muss das Kind unbedingt einem Augenarzt zur weiteren Abklärung vorgestellt werden, um einen Sehfehler zu diagnostizieren und zu korrigieren oder auszuschließen.

2.9.2 Wahrnehmung der Raumlage

Darunter wird die Fähigkeit verstanden, einen Gegenstand als oben, unten, rechts oder links von der betrachtenden Person zu lokalisieren.
Bereits beim Rollen, Krabbeln, Aufstehen und bei sämtlichen Fortbewegungsarten und Tätigkeiten machen Kinder permanent Erfahrungen mit ihrem Körper in Bezug auf den Raum. Diese können zunehmend benannt und umgesetzt werden. Dabei sind die Begriffe oben-unten, vorne-hinten einfacher als darüber-darunter und zwischen. Die sprachliche Benennung von rechts-links ist am schwierigsten, weil sie sich am stärksten mit dem Standpunkt des Betrachters verändert und es keine „Eselsbrücke“ gibt, um sich die Richtungen zu merken, wie dies z. B. bei Farben: „rot wie eine Tomate“ oder „gelb wie die Sonne“ möglich ist.
Bei sämtlichen feinmotorischen Verrichtungen wie z. B. beim Bauen mit Klötzen oder Legos, beim Papierfalten und Malen ist die Raumlage-Wahrnehmung unerlässlich.

Störungen:
Bei Störungen können gesamtkörperliche Bewegungen im Raum nicht exakt umgesetzt werden, z. B. die Wahl des kürzesten Weges bei Fangspielen.
Das Kind hat Schwierigkeiten, vorgegebene räumliche Konstruktionen wie beim Bauen mit Lego-Bausätzen umzusetzen. Z. B. verdreht es Richtungen wie rechts und links und spiegelt beim Nachbauen, Abmalen und Basteln. Auch noch ½ Jahr nach der Einschulung ist es unsicher bei der Wiedergabe der richtigen Raumlage von Buchstaben und Zahlen. Vor allem formähnliche Buchstaben und Zahlen, die sich nur über die Raumlage unterscheiden, wie d, b, p und q sowie 6 und 9 und Rechenzeichen wie + / - bereiten große Schwierigkeiten. Teilweise werden gestaltähnliche Buchstabenverbindungen wie „an" und „na" sowie Zahlenfolgen wie 23 und 32 verdreht.
Beim Schreiben-Lernen ist es den Kindern nicht möglich, die „Richtungspfeile" in den Schreiblehrgängen zu verstehen und entsprechend anzuwenden. Teilweise werden die Formen der Buchstaben korrekt wiedergegeben, allerdings ist der Entstehungsprozess anders, als dies vorgegeben wird. Z. B. malen sie senkrechte Striche wie beim I oder T von unten nach oben und waagerechte Striche wie beim E und F von rechts nach links. In der Übertragung auf die verbundene Schrift können diese verinnerlichten Bewegungsmuster bei einigen Kindern zu Schwierigkeiten führen, da häufig die Anbindung der Buchstaben in der verbundenen Schrift nur über eine Schreibweise in der vorgegebenen Richtung möglich ist.

2.9.3 Abzeichnen

Diese Kompetenz bezeichnet die Fähigkeit, visuell zu erfassende Formen und Buchstaben exakt wiederzugeben.
Auf dem Hintergrund seiner Körper-Raumerfahrung erarbeitet sich das Kind im Verlauf seiner Mal- und grafomotorischen Entwicklung folgende Grundelemente, die die Vorläuferfähigkeiten zum Schreiben-Lernen darstellen: Strich, gebogener Strich, Kreis, Viereck, Dreieck, gerades / schräges Kreuz und sämtliche Kombinationen. Zunehmend erkennt es, aus welchen Einzelteilen sich komplexere Formen zusammensetzen und kann diese exakt in Größe, Form, Anordnung und Raumlage wiedergeben, z. B. beim „R" die Kombination von senkrechtem, gebogenem und schrägem Strich in einem bestimmten Richtungs- und Größenverhältnis zueinander.

Störungen:
Auffälligkeiten in diesem Bereich liegen häufig Störungen der Körper-, Raum- und Objektwahrnehmung zugrunde, sodass das Kind schon seinen eigenen Körper, Körperteile und deren Lage nicht exakt spürt. Von daher weiß es nicht, wie die einzelnen Körperteile räumlich zueinander stehen und kann somit nicht altersentsprechend einen Menschen malen.

Um Buchstaben und abstrakte Formen exakt wiedergeben zu können, muss das Kind erkennen, aus welchen Einzelteilen sie sich zusammensetzen und erfahren haben, über welche Formenkombinationen diese entstehen. Sonst malt es z. B. ein Fenster mit einem Fensterkreuz aus vier einzelnen Vierecken, anstatt es aus einem großen Viereck mit einem Kreuz darin entstehen zu lassen.
Teilweise konstruieren betroffene Kinder Buchstaben- und Zahlenformen aus Einzelstrichen, die einen ökonomischen Bewegungsablauf beim späteren schnellen und verbundenen Schreiben beeinträchtigen.

2.9.4 Figur-Grund-Wahrnehmung

Dies ist die Fähigkeit, Gegenstände vor einem diffusen Hintergrund zu erkennen und wiederzufinden.
Die Figur-Grund-Wahrnehmung unterscheidet zwischen wichtigen und unwichtigen Sinneseindrücken und ist die Fähigkeit, z. B. in der Umgebung und beim Anschauen von Bilderbüchern bestimmte Dinge zu finden.

Störungen:
Kinder mit Störungen in diesem Bereich wirken unkonzentriert und finden häufig ihre Sachen nicht, z. B. Kleidung an der Kita-Garderobe oder bestimmte Spielsachen im Kinderzimmer. Vor allem Kinder mit Aufmerksamkeitsproblemen sollten unbedingt im Bereich der Figur-Grund-Wahrnehmung getestet werden.
Fernsehen und PC-Spiele sind für betroffene Kinder häufig ein Problem. Sie können dabei wichtige nicht von unwichtigen Seheindrücken unterscheiden und werden somit in ungünstiger Weise von Reizen überflutet.
Beim Lesen, Schreiben und Abschreiben kommt es immer wieder zu Fehlern, da die Kinder sich von umgebenden Sehreizen ablenken lassen.
Es fällt ihnen schwer, bestimmte Buchstaben oder Wörter im Gewirr eines Textes wiederzufinden. Dies gelingt nur langsam und mit erhöhter Konzentration und Anstrengung. Als Hilfe benutzen sie lange den Finger, um beim Lesen besser in der Zeile zu bleiben und den Anfang der neuen Zeile leichter zu finden. Für diese Kinder ist es sehr schwierig, Texte aus einem Buch und noch schwieriger von einem Tafelanschrieb in das Heft zu übertragen. Es kommt dabei zu Auslassungen ganzer Wörter, Satzteile oder Sätze, ohne dass die Kinder dies bemerken, da sie den Inhalt vor Anstrengung kaum oder gar nicht erfassen. Insgesamt brauchen sie zum Abschreiben extrem viel Zeit.

2.9.5 Wahrnehmung räumlicher Beziehungen

Das ist die Fähigkeit, 2 oder mehr Dinge in Bezug zueinander und zu sich selbst wahrzunehmen.

Auf der Grundlage vielfältiger Körper- und Raumerfahrung durch eigene Fortbewegung und gleichzeitigem Sehen bildet das Kind diese Kompetenz aus. Kinder, die sich aufgrund einer Bewegungsstörung oder einer körperlichen Behinderung wenig bewegen konnten, haben es häufig schwer, Sicherheit in der Wahrnehmung räumlicher Beziehungen, deren Benennung und Umsetzung zu erlangen.

Störungen:
Bei ganzkörperlichen Tätigkeiten, die eine exakte Wahrnehmung der räumlichen Beziehung und damit verbunden der räumlichen Orientierung erfordern, kommt es zu Schwierigkeiten, z. B. kann sich das Kind in einer fremden Umgebung nur schwer orientieren.
Exakte Bewegungsangaben im Sportunterricht oder in der Therapie können kaum umgesetzt werden, z. B. die Aufgabe, von der schrägen Ebene auf dem Bauch so herunter zu rutschen, dass die Füße zuerst unten ankommen.
Renn- und Sportspiele gelingen kaum, weil Entfernungen, z. B. zwischen den Spielern oder zum Tor nicht richtig eingeschätzt und so die Bewegungsplanung nicht exakt angepasst werden kann.
Beim Bauen, Werken, Basteln und Gestalten passieren viele Fehler, da die räumliche Anordnung z. B. einer Bauanleitung, der Vorgabe einer Bastelanleitung oder eines Arbeitsblatts nicht umgesetzt werden kann.
Das sprachliche Verständnis und die Benennung von räumlichen Anordnungen (vor, hinter, neben, zwischen) gelingt nicht und so können Arbeitsaufträge nicht umgesetzt werden, z. B.: „stelle die Flasche neben das Buch".
Das Lesen- und Schreiben-Lernen ist erschwert. Buchstaben, längere Wörter und mehrstellige Zahlen werden fehlerhaft wiedergegeben und teilweise kommt es dabei zu Auslassungen.

2.9.6 Gestalt schließen

Damit wird die Fähigkeit bezeichnet, von einer Teilinformation auf das Ganze zu schließen.
Das ist eine wichtige Kompetenz, um kurze oder unvollständige visuelle Informationen rasch einzuordnen. Voraussetzung zur Entwicklung dieser Kompetenz ist ein großer Erfahrungsschatz im Umgang mit den visuell zu erfassenden Dingen des täglichen Lebens. So kann z. B. ein Kind, das noch nie einen echten Elefanten gesehen hat, die angedeutete Skizze oder einen Bildausschnitt eines Elefanten nicht so leicht erkennen wie ein Kind, das in der Nähe eines Zoos wohnt und häufig Elefanten anschaut. Im Bereich der Schrift bedeutet diese Kompetenz, dass ein Kind unterschiedliche Schriftarten, z. B. die „Vereinfachte Ausgangsschrift" (VA) und die „Lateinische Ausgangsschrift" (LA) oder die Schrift verschiedener Lehrer

und anderer Erwachsener lesen kann, obwohl die Buchstaben unterschiedlich oder nicht deutlich ausgeführt sind.
Die Fähigkeit, schwer lesbare Erwachsenenschriften über das „Gestalt-Schließen" zu erfassen, erreichen Kinder erst im Laufe der Grundschulzeit, etwa ab der 3. Klasse. Über diese Kompetenz ist es ebenfalls möglich, nach dem Lesen-Lernen zunehmend über die „Worterfassung" schneller zu lesen. Dabei wird nicht jeder einzelne Buchstabe in einem Wort erlesen, sondern hauptsächlich der erste und der letzte Buchstabe eines Wortes. Den Rest „reimt man sich" über die Kompetenz „Gestalt schließen" und durch die Erfassung des Sinninhalts „zusammen".

Einetligch ist es eagl, an wcheler Sllete im Wrot die Bchstubaen setehn. Üebr die Fäghikeit des „Gstelat-Schlneßies" erfssean wir hauipchtsläch den estren und den ltetzen Bastuchben, den Rset rmeien wir uns zsummaen.

Sesl1t w2en B3stachben dru4h Z5aeln es6tzrt w7dren, kö88en geü1te Lse2r T3txe n4ch er5assfn.

Störungen:
Kinder mit einer Schwäche in diesem Bereich wirken bei vielen visuell zu erfassenden Tätigkeiten unkonzentriert und arbeiten langsam. Gegenstände, die teilweise verdeckt sind, werden nicht erkannt, z. B. ein Spielzeug in einer Kiste oder die halb verdeckte Jacke an der Garderobe.
Beim Puzzeln können sie sich das Motiv auf dem Bild nicht vorstellen, solange es sehr unvollständig ist. Bildausschnitte bei Spielen wie „Klappe auf" werden nicht erkannt. (Materialien / Bezugsquellen)
Das Lesen-Lernen ist erschwert, da nicht das Gesamtbild der Buchstaben und Buchstabenverbindungen als Wort wahrgenommen, sondern Teile der Form einzeln erfasst werden. Die Kinder kommen kaum zu einem flüssigen, schnellen Lesen und unvollständig gedruckte Buchstaben oder Wörter werden nicht erkannt.

2.9.7 Visumotorische Geschwindigkeit

Dies ist die Fähigkeit, unter Zeitdruck genau zu arbeiten.
Um überhaupt unter Zeitdruck arbeiten zu können, brauchen Kinder viel Übung bis hin zur Automatisierung der unterschiedlichsten Bewegungsabläufe und Tätigkeiten. Erst, wenn ein hohes Maß an Automatisierung erreicht ist, sind Kinder in der Lage, gleichzeitig mit einer hohen visumotorischen Geschwindigkeit exakt zu arbeiten, zu malen und zu schreiben.

Störungen:
Kinder mit Störungen in diesem Bereich arbeiten unter Tempodruck oder wenn sie von sich aus schnell sein wollen, ungenau. Wenn sie versuchen, exakt zu arbeiten, sie sind langsam. Häufig geht diese Störungen mit einer mangelnden Auge-Hand-Koordination oder einer feinmotorischen Koordinationsstörung einher.
Schneiden, Malen und zielgenaue grafomotorische Aufgaben wie z. B. das Verbinden von Punkten oder Schreiben in Linien / Rechenkästchen gelingt entweder ungenau, unleserlich oder nur langsam. (Kap. 5.1)

2.9.8 Formkonstanz

Dies ist die Fähigkeit, ähnliche Gegenstände oder Formen unabhängig von deren Lage oder Größe zu erkennen. Über diese Kompetenz erkennen Kinder z. B. Tiere auf Bildern wieder, auch wenn diese unterschiedlich dargestellt sind, z. B. realistisch auf einem Foto, als Comic oder nur als Umriss gezeichnet.
Über die Formkonstanz sind Kinder fähig, Formen zu erkennen, obwohl sie z. B. groß, klein, als Umriss oder ausgefüllt, inmitten anderer Formen oder in unterschiedlich Mustern zu sehen sind.

Kinder erlangen die Fähigkeit der Formkonstanz im Umgang mit alltäglichen Dingen und bei der Übertragung von 3-dimensionalen sensomotorischen Erfahrungen ins 2-Dimensionale. Z. B. sieht ein Kind eine Kuh auf der Weide und erkennt sie als Kuscheltier, im Bilderbuch oder auf einer Zeichnung wieder.
Es sieht Häuser mit Fenstern, erkennt diese zunächst als Fenster und ist später dazu in der Lage, die Form des Fensters als Viereck wahrzunehmen und beim Bauen und Malen wiederzugeben.
Über diese Kompetenz können Kinder Buchstaben und Zahlen lernen und zunehmend auch in verschiedenen Schrifttypen oder Schriftarten erkennen.

Störung:
Kindern mit einer Schwäche in diesem Bereich haben Schwierigkeiten beim Wiedererkennen von Dingen, z. B. Spieltieren aus unterschiedlichen Materialien und in verschiedenen Farben.
Das Wiedererkennen von Buchstaben in Druckschrift, einer verbundenen Schrift oder unterschiedlichen Handschriften ist erschwert und die Differenzierung gestaltähnlicher Buchstaben (a / o, n / m, h / k) beeinträchtigt.
Wenn Kinder über die Formkonstanz keine eindeutige Information zu Verfügung haben, können sie teilweise ihre eigene Schrift nicht lesen.

2.10 Blattlage

Eine gerade oder schräge Blattlage beeinflusst das Schreiben. Immer wieder wird von LehrerInnen und / oder Eltern verlangt, dass Kinder ihr Blatt gerade vor sich hinlegen sollen.
Allerdings ist eine gerade Blattlage sowohl für Rechts- als auch für Linkshänder zum Schreiben ungünstig. Der Ellenbogen muss dabei nah am Körper gehalten werden und die zum Schreiben erforderliche ergonomische Bewegung und Lockerheit im Arm wird erschwert. Dadurch kommt es zu Verkrampfungen oder Ausweichbewegungen des Körpers.
Eine günstige, schräge Blattlage sollte schon am Anfang des Schreiblernprozesses angeleitet werden. Für Rechtshänder liegt dabei das Blatt rechts von der Mittelachse des Kindes und ist um ca. 30 Grad nach links geneigt, für Linkshänder genau umgekehrt. Eine angenehme Schrägneigung kann mit dem Kind individuell herausgefunden und eingeübt werden. (Abb. 2) Beim Schreiben sollte ein Blatt im Verlauf nach oben geschoben werden, damit die Schreibhand nicht immer enger zum Körper gezogen und der Oberkörper zunehmend gebeugt werden muss. Auch beim waagerechten Arbeiten auf einem Blatt im Querformat sollte das Kind lernen, dieses zunehmend über die Mittelachse zu schieben, damit es aufrecht sitzen bleiben kann und der Arm nicht immer weiter nach außen oder über die Mittellinie geführt werden muss.

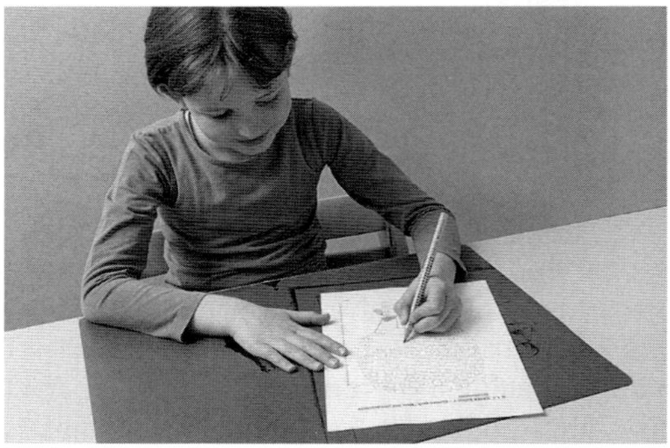

Abb. 2: Schreibtischauflage für Linkshänder mit individuellem Neigungswinkel

Einige Kinder verschieben beim Malen und Schreiben das Blatt vollständig aus der Mittelachse, sitzen seitlich rotiert und arbeiten somit ohne Kreuzung der Mittellinie. Dies kann ein Hinweis auf eine Körper-Koordinationsstörung sein. Immer wieder sind Kinder zu beobachten, die ihr Blatt nicht mit der Hand festhalten. Teilweise stützen sie ihren Kopf damit ab, sie wird zu einer anderen Tätigkeit eingesetzt oder liegt auf den Oberschenkeln. Den Kindern rutscht teilweise das nicht festgehaltene Blatt vollkommen weg. Häufig reagieren sie nicht darauf oder passen ihre Körperposition dem Blatt an.
In der Therapie sollte dies Problem zusammen mit dem Kind erkannt und nach Lösungen gesucht werden (Kap. 2.14). Diese Kinder haben häufig Tonusregulati-

onsstörungen und / oder eine auffällige Hand-Hand-Koordination und es ist zu vermuten, dass die Hirnhälften nicht gut zusammenarbeiten. Therapeutisch ist es dann hilfreich, regelmäßig Überkreuzungsübungen durchzuführen und zusätzlich bimanuelle Tätigkeiten auszuwählen.

2.11 Sitzhaltung

Zum Schreiben müssen Kinder an einem Tisch möglichst aufrecht sitzen. Sie benötigen die Stabilität des Sitzens, um die zum Schreiben notwendige Mobilität des Arms und speziell der Hand und der Finger aufbringen zu können. Andere Tätigkeiten wie z. B. lesen, können in Bauchlage oder einem bequemen Sessel durchgeführt werden.
Das angebotene Mobiliar sollte grundsätzlich auf die Körpergröße des Kindes angepasst sein. Die Füße müssen beim Sitzen auf dem Boden oder einer Unterlage, z. B. einem Hocker, fest aufstehen und die Knie in einem Winkel von ca. 90° gebeugt sein. Mit aufgerichtetem Oberkörper sollte das Kind die gebeugten Unterarme locker auf die Tischplatte legen. Das Körpergewicht muss sich gleichmäßig auf die beiden Sitzhöcker verteilen, damit das Kind aufgerichtet vor dem Papier sitzen und optimal mit beiden Augen darauf schauen kann. Diese Sitzposition sollte das Kind während des Schreibvorgangs weitgehend einhalten und es kann, sobald es nicht mehr schreibt, seine Sitzposition verändern oder aufstehen.
Einige Kinder müssen das aufrechte Sitzen erst lernen. U. U. sind sie taktil-kinästhetisch unterempfindlich und merken kaum, wie sie auf dem Stuhl sitzen, oder ihr Tonus ist so niedrig, dass sie eine aufrechte Körperhaltung während des Schreibens nicht lange genug einhalten können. Sie sitzen entweder in sich zusammengesackt und stützen ihren Kopf auf oder verlagern einen Teil ihres Körpergewichtes auf ihren Schreibarm, so dass er in seiner Bewegungsmöglichkeit während der Mal- und Schreibbewegung eingeschränkt ist. Dadurch haftet das Kind auf der Stelle, der Druck auf die Unterlage wird stärker, die Schrift wird häufig immer kleiner und fällt zum Zeilenende nach unten ab. Die mangelnde Aufrichtung kann auch ein Zeichen von Müdigkeit, Unlust oder Überforderung sein. Um die Einschränkung in der Bewegungsmöglichkeit beim Malen und Schreiben bewusst zu erfahren, sollte das Kind in der Therapie auch „einmal" das Gewicht gezielt auf den Schreibarm verlagern.

Einige Kinder können die zum Malen und Schreiben benötigte Beweglichkeit nicht isoliert aus Hand und Fingern führen. Deshalb drehen sie sich zur Richtungsänderung mit dem ganzen Körper vor dem Papier oder sie drehen ständig das Papier. Für sie ist es wichtig, neben dem bewusst aufrechten Sitzen eine variationsreiche Hand- und Fingerbeweglichkeit über zielgerichtete Übungen zu erlernen.
Um eine ergonomische Sitzhaltung einzuüben, sollten sich die Kinder in jeder Therapiestunde zwischen den Bewegungsaufgaben, z. B. beim Arbeiten in der

Übungsform Parcours (Kap 9.3 / 9.4), häufig kurz hinsetzen und eine grafomotorische Übung durchführen. Hilfreich sind dazu vorausgehende unterschiedliche Sitzerfahrungen, z.B. auf einem Therapieball, einem einbeinigen Hocker, einem Ball- oder Keilkissen oder die bewusste Verlagerung des Gewichts nach rechts, links, vorne und hinten, auch mit geschlossenen Augen.

Taktil-kinästhetisch unterempfindlichen Kindern müssen zwischen den Übungen am Tisch großräumige Übungen zur Körper- und Objektwahrnehmung angeboten werden. Kinder mit einem niedrigen Tonus brauchen vor der Aufgabe am Tisch Aktivitäten zur Tonusregulierung. Für sie eignet sich z. B. eine Körper-Klopfmassage, Trampolinhüpfen, Springen mit einem Hüpfball, Fangen und Werfen schwererer Sandsäckchen, sowie verschiedene Druck- und Zugspiele.
So lange ein Kind Schwierigkeiten hat, während des Schreibens lange genug aufrecht und ruhig am Tisch zu sitzen, kann es dem Schreiben nicht seine volle Aufmerksamkeit zuwenden. In Schreibpausen, in denen es nicht aufstehen kann, ist es sinnvoll, mit kleinen Gewichtsverlagerungen und Ausgleichsbewegungen den Tonus zu regulieren. (Kap. 9.3 / 9.4)

2.12 Augen

Kinder sollten mit beiden Augen die Stiftbewegung verfolgen und dabei ohne Anstrengung das geschriebene Wort scharf sehen können.
Manche Kinder drehen beim Malen und Schreiben ihren Kopf so stark aus der Mitte heraus, dass sie nur mit einem Auge auf das Blatt schauen. Ein Grund dafür könnte sein, dass das Auge, das sie wegdrehen, nicht scharf sieht und das Fokussieren sehr anstrengend ist.
Andere Kinder sitzen nicht aufrecht, sondern „liegen" mit dem Gewicht des Oberkörpers auf dem Schreibarm. Ihre Augen sind dabei sehr nah am Papier; dies kann auf eine Kurzsichtigkeit hindeuten.
Seltener sind Kinder zu beobachten, die sehr weit mit den Augen von ihrem Blatt entfernt sind. Dies kann auf eine Weitsichtigkeit hindeuten.

Kinder mit den beschriebenen Auffälligkeiten sollten unbedingt einem Augenarzt zur Überprüfung ihrer Sehfähigkeit vorgestellt werden. Leider ist es keine Seltenheit, dass sogar Schulkinder höherer Klassen gravierende Sehprobleme haben, die bis dahin nicht entdeckt wurden. Es gelingt ihnen über Anstrengung, allerdings zu Lasten ihrer Konzentration und Schulleistung, teilweise viele Jahre, den Sehfehler durch das Krümmen der Augenlinse (Akkommodation) auszugleichen. Eine Fehlsichtigkeit kann aus diesem Grund nur zuverlässig durch die Verabreichung von pupillenerweiternden Augentropfen festgestellt werden. Die Tropfen entspannen die inneren Augenmuskeln, und das Kind kann somit bei der Untersuchung

seine Fehlsichtigkeit nicht mehr ausgleichen. Es hat sich bewährt, den Eltern das Formular „Konsultation bei visueller Auffälligkeit" mitzugeben. Dies ist ein durchschreibendes DIN-A5-Formular, auf dessen linker Seite Egotherapeuten die beobachteten Auffälligkeiten des Kindes beschreiben können. Rechts kreuzt der Arzt die Ergebnisse der Untersuchung an. Erhältlich ist der Bogen bei H. Rubitschon, Mail: info@ergokontor.de
Nur anstrengungsfreies, beidäugiges Sehen bietet die Voraussetzung für eine optimale Aufnahme visueller Reize und deren Verarbeitung im Gehirn.

Tipp:
Der Abstand zwischen Augen und Tisch kann vom Kind wie folgt geprüft werden: Beide Hände werden mit locker gespreizten Fingern zwischen Tisch und Nase übereinander gestellt. Der Daumen der oberen Hand sollte nun die Nasenspitze berühren.

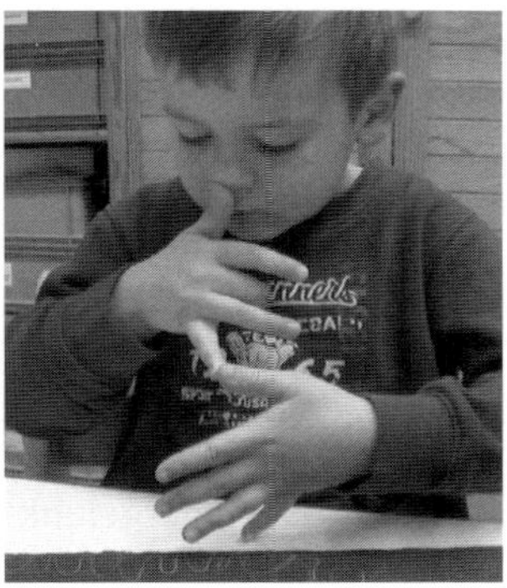

2.13 Visuelle Kontrolle bei der Strichführung

Beim Malen und Schreiben sollten die Augen kontinuierlich der Bewegung des Stiftes folgen können. Bei manchen Kindern ist die Augenbewegung sprunghaft, d. h., sie folgt dem Stift nicht gleichmäßig. Entweder ist die Augenbewegung langsamer oder schneller als der Stift. Wieder andere Kinder schweifen mit ihrem Blick völlig ab und sind anschließend überrascht, „was die Hand zwischenzeitlich gemalt hat". Einige Kinder haben kurzzeitig eine gute Auge-Hand-Koordination, können diese aber nicht für die gesamte Dauer der Aufgabe halten. Auch hier sollte eine augenärztliche bzw. orthoptistische Untersuchung durchgeführt werden. Die Schwierigkeit, den Blick auf einer Aufgabe / Tätigkeit zu halten, kann auch ein Hinweis auf eine Aufmerksamkeitsstörung sein. (Kap. 2.9.1 / 2.12)

2.14 Stifte / Stifthaltung / „PASS“-Kontrolle

Zum Malen und Schreiben muss das Kind seine individuelle Lösung für die Stifthaltung finden. Sie muss im steten Wechselspiel mit genauem Erspüren und Nachgreifen zwischen der Stabilität des Haltens und der Mobilität zur Stiftführung sein. Dabei sollte die Kraft so dosiert sein, dass der Stift exakt geführt werden kann und gleichzeitig die Fingerbeweglichkeit möglich ist. Je geringer der Druck auf den Stift ist, umso größer kann die Beweglichkeit der Finger sein. Eine gut koordinierte kleinräumige Bewegungsfähigkeit, vor allem der Schreibfinger, ist wiederum eine der Grundvoraussetzungen für entspanntes und ausdauerndes Schreiben.

In der Studie: „Motorische Schreibleistung von linkshändigen und rechtshändigen Kindern in der 1. bis 4. Grundschulklasse“ (Lit. 24) wurde u. a. die Schreibleistung der Kinder anhand der Schreibfrequenz in den verschiedenen Klassen mit der von Erwachsenen verglichen. Dabei zeigte es sich, dass die Kinder von der ersten bis zur vierten Klasse ihre Fähigkeiten kontinuierlich verbessern konnten, am Ende der 4. Klasse ein relativ gutes Niveau erreichten, aber in keiner der überprüften Fertigkeiten annähernd das Niveau eines Erwachsenen erreicht hatten. Die überprüften Fertigkeiten waren: Testsatz abschreiben, schreiben des eigenen Namens, mehrere *llll*-Schlaufen malen, flottes Schraffieren zunächst aus dem Handgelenk und dann nur aus den Fingern heraus, sowie flottes Malen von Kringeln.

Dies zeigt deutlich, dass es in den ersten Grundschuljahren sehr bedeutsam und wichtig ist, die Kinder nicht nur im Schreiben, Lesen und Rechnen zu unterrichten, sondern die Fingerfertigkeit allgemein über vielfältiges Hantieren und variationsreiche Fingerbewegungen weiterhin zu beüben. Diese Bemühungen sollten selbst am Ende der 4. Klasse noch weitergeführt werden, da besonders die Fingergelenkbeweglichkeit zur Verbesserung der Schreibleistung noch weiter gefördert werden könnte.

Speziell zur Verbesserung der Fingerbeweglichkeit wurden im Buch **„Die Ravensburger Feinmotorikkiste“** (FeinMoKi) spielerische Übungsmöglichkeiten alltäglichen Gegenständen wie z. B. Korken, Flaschenschraubverschlüssen, Gummibändern und Glasnuggets zugeordnet. Alle diese Gegenstände können in einer Kiste zusammengestellt werden, damit sie jederzeit zu kleinen Übungen oder Spielhandlungen zur Verfügung stehen. (Kap. 9.4.1) Diese können in Anlehnung an das „Ravensburger Therapiekonzept“ individuell für das Kind / den Jugendlichen und dessen Schwierigkeiten ausgewählt werden, sodass alle erforderlichen Therapieinhalte wie fein-, grafo- und schreibmotorische Übungen in der Therapie berücksichtigt und kombiniert werden. (Kap. 9.3)

Speziell grafomotorische Übungen zur Kombination der dynamischen Fingerbeugung (wichtig für die kleinen, runden Formen und die Breite der Buchstaben) und Fingerstreckung (wichtig für die Größe der Buchstaben sowie die Ober- und Unterlängen), immer kombiniert unter Einbeziehung des Handgelenks, eignen sich besonders runde Formen, die mit Schwung, ohne starkes Abbremsen und ohne Richtungswechsel gemalt werden können.

Dies sind:

- Kleine Kringel / Kreise, z. B. kleine Bälle, die innen durch kreisende Bewegungen ausgemalt werden
- *llll*-Schlaufen in alle Richtungen, wie für das Fell von Schafen, Rauch oder das Laub von „Siegerkränzen“
- Kleine Wellen, z. B. Kräuselwellen auf einem Teich, eine Regenwurmfamilie oder Tierfell

Bei geübten und älteren Kindern / Jugendlichen können diese Muster mit wechselnden Größen, z. B. *e*- und *l*-Schlaufen im Wechsel sowie mit Richtungs- und Musterwechseln geübt werden. Dabei ist es sinnvoll, auf eine Unterbrechung nach 2–3 Formen zu achten, damit die Hand, vor allem bei linkshändigen Kindern, besser nachrutschen kann, sich die Muskulatur kurz entspannt und die visuelle Formkontrolle möglich ist. Weiterhin ist es wichtig, dass die Formen / Muster möglichst dynamisch, fließend, rhythmisch und nicht zu exakt ausgeführt werden.

Einfache Formen / Muster sollten zu Beginn des Schreiblernprozesses im Wechsel mit Buchstaben gemalt werden. Dies führt zu einer Lockerung der Handmuskulatur und unterstützt die Kinder darin, die Buchstaben in einem ähnlichen Tempo wie die Formen / Muster durchzuführen. Das kann z. B. folgendermaßen aussehen: Im Wechsel Buchstabe, Kringel, Buchstabe, Kringel, etc. oder eine Buchstabenanbindung im Wechsel mit Welle, Buchstabenverbindung, Welle, etc. Ist dies für das Kind / den Jugendlichen zu schwierig, sollte der Schwierigkeitsgrad der Übung reduziert und nach einfacheren Zwischenübungen wieder gesteigert werden. (Abb. 3)

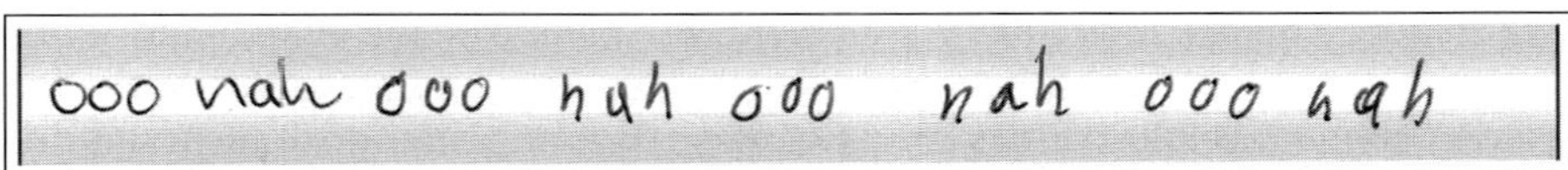

Abb. 3

Die Auswahl des Stifts, die Stifthaltung und Blattlage haben einen großen Einfluss auf die Schreibleistung von Kindern und Jugendlichen. Eng mit der Schreibleistung ist häufig ihre Einstellung zum Schreiben verbunden: Schreiben sie gern, werden sie dies häufiger und mit mehr Wiederholungen tun, als Kinder, die ungern schreiben. Bestehen grafo- und schreibmotorische Schwierigkeiten, ist es wichtig, zusammen mit den Kindern die Probleme herauszuarbeiten, wenn nötig, ein Problembewusstsein zu erreichen, und mit ihnen gemeinsam nach Lösungsmöglichkeiten zu suchen. Wichtig ist dabei, sie darin anzuleiten, ihren Arbeitsplatz zunehmend selbständig auf Ergonomie hin zu kontrollieren („**PASS**-Kontrolle").

Tipp: „PASS-Kontrolle"
Bevor das Kind / der Jugendliche mit dem Malen / Schreiben beginnt, sollten von ihnen bewusst folgende Bereiche kontrolliert werden:

- **P**hysiologische Sitzhaltung
- **A**ugenabstand
- **S**chräge Blattlage mit aufliegender Haltehand
- **S**tifthaltung

Dieser Vorgang kann als „**PASS**-Kontrolle" bezeichnet werden. Dies leitet sich von den Anfangsbuchstaben der zu kontrollierenden Bereiche ab.

2.14.1 Stifte für Kinder

Stifte, die Kindern zum Malen angeboten werden, sollten generell dick und gut gespitzt sein. Für jüngere Kinder eignen sich kurze Stifte mit dicken Minen, da sie den Stift häufig noch nicht in einem differenzierten Feingriff halten. Wenn sie mit dicken Stiften malen, brechen die Minen nicht so schnell ab und es geling ihnen schneller, eine Fläche auszumalen. Ein dickerer Stift kann generell entspannter in der Hand gehalten werden als ein dünner. Wenn sich Kinder beim Malen anstrengen und beim Schreiben-Lernen noch ungeübt sind, sind ihre Handmuskeln stärker angespannt, als dies zur Strichführung nötig wäre, d. h., der Tonus und der Krafteinsatz sind zu hoch. Durch das Halten eines dünnen Stiftes verstärkt sich die Muskelanspannung zusätzlich.

Dünne Stifte benötigen Kinder frühestens im Vorschulalter, um kleine Details auf ihre Bilder zu malen. Allerdings wären hier Stifte günstiger, die eine dünne Miene in einem dicken Holzschaft haben, da sie von den Kindern entspannter gehalten werden können. Leider hat die Industrie diese Stiftart bisher noch nicht auf den Markt gebracht.

Schreiben-Lernen in der Schule sollte aus diesem Grund unbedingt mit einem weichen, gespitzten, dicken Bleistift erfolgen und dieser bis zur 2. Klasse benutzt werden, da die Handgeschicklichkeit selbst bei Kindern der 4. Klasse noch nicht

den Fähigkeiten von Erwachsenen entspricht und somit weiter unterstützt und gefördert werden muss.
Beim Stiftkauf sollte auf qualitativ gute Stifte geachtet werden. Ihre Minen sind weicher und enthalten mehr farbstarke Pigmente, als qualitativ weniger gute Stifte.
Ob ein dreieckiger oder sechseckiger Stift gewählt wird, hängt von der Vorliebe des Kindes ab. Viele Kinder nehmen spontan leichter die Stifthaltung im Dreipunktgriff ein, wenn sie die Orientierung über einen dreikantigen Stift haben: Dabei bekommt jeder Finger seinen eigenen Platz.

Firmen, die Stifte herstellen, bieten zunehmend unterschiedliche Modelle mit Noppen, Gummierung oder Griffmulden an. Die Stifte sollten von den Kindern selber ausprobiert werden, damit sie herausfinden können, welcher Stift für sie angenehm ist. Es gibt z. B. Kinder, die Stifte mit Gumminoppen „super" finden und andere empfinden diese Noppen als „piksend". Ebenso finden einige Kinder bestimmte Griffmulden zum Halten des Stiftes angenehm, andere Kinder empfinden sie als störend. Für einige Kinder ist der Stift „Griffix" der Fa. „Pelikan" sehr hilfreich. Er hat eindeutige Griffmulden, ist dick, leicht und für Links- und Rechtshänder erhältlich. Das gleiche Stiftmodell kann später als Füller oder Faserschreiber gekauft werden.
Ob ein Stift holzfarben oder lackiert sein sollte, ist eine „ökologische" Frage. Generell ist es für Kinder wesentlich einfacher, die Farbe eines Stifts an der Lackierung zu erkennen, als nur über die Unterscheidung an der Stiftspitze.

Es ist wichtig, auf die Länge eines Stifts zu achten. Jüngere Kinder mit kleinen Händen können besser kurze Stifte halten, da sie wegen ihres geringeren Eigengewichts leichter zu halten sind. Sie müssen aber mindestens so lang sein, dass sie im Bereich der Interdigitalspalte zwischen Daumen und Zeigefinger an der Hand stabil aufliegen können. (Kap. 2.14.2 / 2.14.3)

Um Erfahrungen mit einem unterschiedlichen Stiftdruck zu machen, sind Holz- oder Wachsstifte besser geeignet als Filzstifte, bei denen eine Farbvariation über eine Änderung des Drucks nicht möglich ist.

Füller

Am Ende der ersten oder am Anfang der zweiten Klasse findet häufig ein Wechsel vom Bleistift zu einem Füller statt. Einige Lehrer führen diesen Stiftwechsel in ihrer Klasse individuell durch und machen den Wechsel auf das schwieriger zu führende Schreibgerät von den jeweiligen grafomotorischen Grundkompetenzen des einzelnen Schülers mit dem Bleistift abhängig. Andere lassen die Kinder als Klassengemeinschaft zur Eingewöhnung einen so genannten „Füllerführerschein" machen. Dazu malen die Kinder in einem Übungsheft mit dem Füller, bevor sie ihn zum Schreiben einsetzen.

Viele Kinder freuen sich zunächst auf „diese nächste Stufe" des Schülerlebens. Dennoch wechselnd einige so oft es geht lieber zum Bleistift zurück, da sie das Schreiben mit dem Füller als schwierig empfinden. Häufig sind dies schreibauffällige Kinder.

Die Gründe für die Schwierigkeiten sind vielfältig:

- Die Schreibmotorik ist noch nicht so weit entwickelt, als dass sich der Füller gut führen lässt (z. B. die Stifthaltung sowie der Druck auf den Untergrund und der Krafteinsatz zum Halten des Stifts)
- Die Auswahl des Füllers war ungünstig
- Das Kind muss viel verbessern und das gelingt mit Radieren besser als mit einem „Tintenkiller"
- Die Schrift wird beim Schreiben durch eine ungünstige Handhaltung verwischt (bei Linkshändern ist die Blattlage dabei häufig zu gerade und / oder die Kinder halten den Füller zu weit unten fest)
- Verschmieren der Hände und Finger mit Tinte durch ungeübte Hand- und Fingermotorik

Bei einigen Kindern ist es von daher sinnvoll, den Wechsel zum Füller auf einen späteren Zeitpunkt zu verschieben und die „freie Wahl" des Schreibgeräts zuzulassen. Schwierig wird dies bei Klassenarbeiten, da sie „dokumentenecht" sein müssen, d. h., Änderungen nur schwer möglich sein sollten. Kindern, die nur zu Klassenarbeiten mit dem Füller schreiben, fehlt dann die dafür notwendige Übung, Routine und Gelassenheit.
Einigen Kindern ist es allerdings peinlich, wenn andere Kinder sehen, dass sie noch mit einem Bleistift schreiben. U. U. hilft ihnen die Wahl eines Stifts, der ähnlich oder gleich aussieht, unabhängig davon, ob es ein Bleistift, Füller oder Faserschreiber ist (z. B. der Stift „Griffix" der Fa. „Pelikan"). Der Vorteil dieses Stiftes ist zudem, dass sich die Kinder zum Halten nicht umgewöhnen müssen.

Die Auswahl des richtigen Füllers ist sehr wichtig und unterliegt verschiedenen Kriterien:

Er muss der Ergonomie der Kinderhand angepasst sein und dem Kind angenehm in der Hand liegen. Dazu ist es notwendig, den Füller zusammen mit dem Kind mit möglichst viel Zeit und bei einer geduldigen Verkäuferin über häufiges vergleichendes Ausprobieren auszuwählen. Dass ein Füllermodell vom Lehrer für die ganze Klasse vorgegeben wird, ist ein absolutes „Unding"! Ebenfalls sehr ungünstig ist die Auswahl eines Stifts nur nach der Farbe oder weil der beste Freund / die Freundin den gleichen hat.

Mitunter löst sich zumindest ein Teil eines Schreibproblems durch den Wechsel auf ein anderes Schreibgerät. Aus diesem Grund ist es sehr hilfreich, als Therapeut, der mit schreibauffälligen Kindern arbeitet, möglichst verschiedene der z. Z. gängigen Füller, Rollerpen und Faserstifte für Links- und Rechtshänder zum Ausprobieren in der Praxis zu haben. (Die Anfängerfüller für Recht- und Linkshänder unterscheiden sich in der Ausformung der Griffmulden!)
Allerdings konnte bis heute noch in keinem Bildungsplan eines Bundeslandes eine schlüssige Erklärung dafür gefunden werden, warum fast alle deutschen Kinder bisher mit Füller schreiben lernen „müssen". Z. B. sind in den USA Füller vollkommen unbekannt. Mit einem Füller zu schreiben ist recht schwierig und setzt eine relativ gute Grafo- und Schreibmotorik voraus, die viele Kinder in den ersten Schuljahren noch nicht haben.

Rollerpen / Faserstifte / Kugelschreiber

Viele Kinder kommen mit einem guten Rollerpen, Tintenroller, Faserstift o. ä. Stift wesentlich besser zurecht als mit einem Füller. Mit diesen Stiften lässt es sich i. d. R. einfacher schreiben, da sie nicht so empfindlich auf zu wenig oder zu viel Druck reagieren und die Stiftführung in alle Richtungen einfacher ist. Dies ist sicher auch der Grund dafür, warum ältere Schüler / Jugendliche kaum mit Füllern schreiben und lieber diese Stifte benutzen. Empfehlenswert wäre diese Möglichkeit direkt auch nach dem Bleistift für alle SchülerInnen.

2.14.2 Stifthaltung selber ausprobieren

Es gibt viele unterschiedliche Möglichkeiten, die Kinder „erfinden", um einen Stift festzuhalten. Mit einigen dieser Varianten ist dynamisches, schnelles und leserliches Schreiben möglich, mit anderen Stifthaltungen nur erschwert, langsam oder gar nicht. Um als Therapeut herauszufinden, aus welchen Gelenken die zum Malen und vor allem zum kleinräumigen Schreiben notwendige Bewegung erfolgt, ist es hilfreich, neben der genauen Beobachtung zu versuchen, selber die Stifthaltung des Kindes einzunehmen und den Stift ebenso zu führen. Über kleinräumige gemalte Bewegungen, z. B. kleine Kreise, Kringel und ℓ-Schlaufen, kann beobachtet werden, wie und aus welchen Gelenken eine Bewegung in der eingenommenen Stifthaltung möglich ist. Wird sie weitgehend aus dem Handgelenk und / oder Ellenbogen und Schulter geführt, ist zu erwarten, dass eine kleinräumige Schreibbewegung nur langsam oder mit Schwierigkeiten ausgeführt werden kann.

Häufig haben Therapiekinder in den Bereichen Tonusregulation und Kraftdosierung sowie mit der Koordination und Dissoziation Schwierigkeiten. Von daher sollte möglichst versucht werden, die Stifthaltung in einen dynamischen Dreipunktgriff zu korrigieren und diese für das Kind noch ungewohnte Stifthaltung über vielfältige, variationsreiche Übungen gefestigt werden. (Kap. 2.14.3) Die Aussichten, dass dies gelingt, sind umso besser, je jünger das Kind ist, je weniger es bisher gemalt und geschrieben hat und wenn es motiviert ist, seine Stifthaltung zu verändern.

Wenn ein Kind älter ist, schon länger gemalt oder geschrieben hat und somit das Bewegungsmuster der Stifthaltung automatisiert wurde, ist es umso schwieriger und langwieriger, ein neues Bewegungsmuster einzuüben und dieses auch im Alltag spontan zu übernehmen. Bei Stress, wie z. B. Klassenarbeiten oder länger abzuschreibenden Texten, fallen diese Kinder noch über einen längeren Zeitraum immer wieder in ihr altes, „sicheres“ Bewegungsmuster zurück.
Ein älteres Kind ist häufig nur bereit, seine bisherige Stifthaltung durch Anleitung und zusätzliches häusliches Üben zu verändern, wenn sein „Leidensdruck“ beim Schreiben sehr groß ist und durch das Üben eine zeitnahe, spürbare positive Veränderung erreicht werden kann.

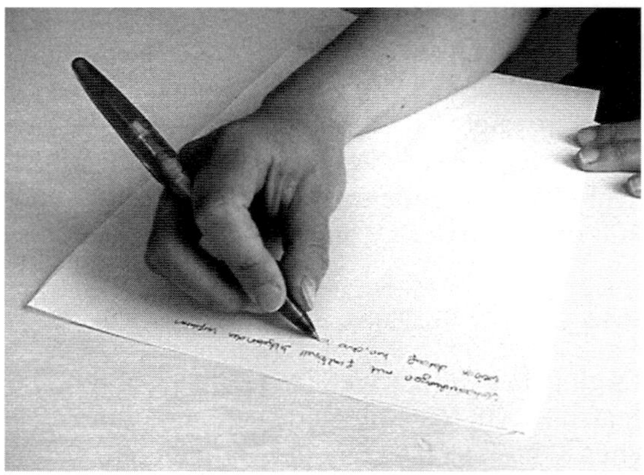

Abb. 4: Variation der Stifthaltung zur Entlastung

Im Einzelfall kann oder muss die bisherige Stifthaltung beibehalten werden. Lediglich kann dann über den Wechsel zu einem anderen Schreibgerät, z. B. von einem Füller zu einem Faserstift oder Rollerpen, eine Schreiberleichterung gefunden werden. U. U. ist auch die Empfehlung hilfreich, die Stifthaltung bei langen geschriebenen Texten (z. B. Klassenarbeit) zu variieren, z. B. den Stift zwischen Mittel- und Zeigefinger in die Interdigitalspalte zu klemmen und mit den Fingern 1–3 zu umfassen (Abb 4). Bei dieser Stifthaltung wird ein Teil der „Haltearbeit“ durch das „Einklemmen“ übernommen, sodass die Führung des Stifts durch die Schreibbewegungen aus den Fingern 1–3 bzw. 1–4 erleichtert wird. Diese Stifthaltung verändert das Schriftbild meist kaum.

Bei älteren Schulkindern / Jugendlichen mit festen Gewohnheiten und einem voll automatisierten Bewegungsmuster zur Stifthaltung und Blattlage muss sehr individuell ausprobiert werden, über welche Veränderung in den einzelnen Problembereichen, wie z. B. Sitzhaltung, Stifthaltung, dem Schreibgerät oder der Blattlage eine angenehme und hilfreiche Lösung für das Schreibproblem gefunden werden kann.

Aufgrund der Vielfältigkeit der Probleme kann es keine generellen Lösungen und festgelegte Übungsprogramme für Kinder mit Schreibschwierigkeiten geben!

Tipp:
Soll die Stifthaltung verändert werden, muss der Stift, Pinsel oder Rundstab in der Übungsphase möglichst häufig immer wieder erneut aufgegriffen werden, d. h. Striche, einfache Formen oder Muster sollten mit häufig wechselnden Farben gemalt werden, z. B. Serien mit wechselnden Farben malen oder verschiedene Gegenstände über eine kurze Strecke mit einem Stab schieben, der immer wieder abgelegt werden muss. Damit das Kind während einer Malübung nicht jedes Mal aufs Neue eine Farbe auswählt und damit Zeit „vergeudet", sollten sie im Voraus festgelegt oder in einer Reihe hingelegt werden. Auch bei älteren Kindern sollten Schreibübungen immer mit Übungen zur Fingerbeweglichkeit kombiniert werden.

2.14.3 Stifthaltung im Dreipunktgriff / dynamischer Dreipunktgriff

Bei dieser Stifthaltung wird der Stift zwischen Daumen und Zeigefinger gehalten und von unten vom Mittelfinger gestützt. Der Stift liegt dabei zwischen der Interdigitalspalte (zwischen Daumen und Zeigefinger) und dem Zeigefingergrundgelenk zur Stabilisierung auf. Ring- und Kleinfinger sind bei der Stiftführung gebeugt, weil sonst die Stiftspitze zu flach oder zu steil auf das Papier gesetzt wird oder der Stift zu weit hinten gehalten werden muss. Es ist sehr wichtig, dass der Dreipunktgriff eine dynamische Schreibbewegung zulässt, d. h., ein Übergang zwischen Zangen- und Pinzettengriff stattfindet und darüber ein gut koordiniertes ergonomisches Schreiben möglich wird. Einige Kinder haben große Schwierigkeiten, im dynamischen Dreipunktgriff zu schreiben.

Um den Grund dafür herauszufinden, müssen zunächst die Vorläuferfähigkeiten zum Halten und Führen eines Stifts im Dreipunkgriff bekannt sein.

Diese sind u. A.:

- Tonusregulation
- Handkraft / Kraftdosierung
- Hand- und Fingerkoordination
- Dissoziationsfähigkeit
- Daumen-Finger-Opposition
- Zangen- und Pinzettengriff und der fließende Übergang zwischen beiden Greifarten

Befinden sich die Fingergelenke oder das Handgelenk in einer extremen Stellung, d. h. entweder in einer zu starken Streckung oder Beugung und findet kaum ein Bewegungsübergang statt, kommt es zu einer Verkrampfung der Muskeln und die Bewegungsfähigkeit beim Malen und Schreiben ist stark eingeschränkt. Um eine ergonomische Schreibmotorik zu entwickeln, ist eine isolierte Fingerbeweglichkeit und umfassende Fingerfertigkeit eine notwendige Voraussetzung.

Kinder mit mangelnder Fingerbeweglichkeit neigen dazu, den Stift zu stark fixiert, mit zu starkem Druck, maximal gebeugten oder gestreckten Fingern und häufig zu weit unten festzuhalten. Die Bewegungsführung beim Malen und Schreiben erfolgt weitgehend aus dem Handgelenk und ist somit wesentlich schwieriger exakt zu steuern.

Tipp:
Um Kindern den Dreipunktgriff und die für eine entspannte Stiftführung erforderliche Auflage des Stifts zwischen Interdigitalspalte und dem Bereich des Zeigefingergrundgelenks näher zu bringen, ist folgende bildhafte Erklärung hilfreich: „Malen und Schreiben ist so anstrengend für die Hand, da soll der Stift bequem aufliegen".
Abhängig von den anatomischen Bedingungen jedes Einzelnen wird der Stift mehr oder weniger zwischen der Interdigitalspalte und um den Bereich des Zeigefingergrundgelenks aufgelegt. Dieser Bereich sollte mit dem Kind ausprobiert und dann systematisch eingeübt werden. Dabei kann die Markierung mit einem Klebepunkt o. Ä. hilfreich sein.

Mit der Stifthaltung im dynamischen Dreipunktgriff ist der Stift optimal fixiert und kann dennoch sehr geschickt und exakt bewegt werden.
Zum flüssigen Malen und Schreiben ist ein gute Mobilität und Koordination der drei Schreibfinger wichtig. Bei der Stiftführung und -bewegung ist dazu ein ständi-

ger Bewegungsübergang zwischen einer stärkeren oder weniger starken Beugung und Streckung der Finger, d. h. ein ständiger Übergang von Pinzetten- zum Zangengriff notwendig. Je nach Größe der Mal-Schreibbewegung ist dabei das Handgelenk mehr oder weniger stark beteiligt.

Damit die Schreibfinger mobil sein können, ist die Stabilisierung der Hand durch Auflegen der Handkante auf dem Schreibuntergrund mit gebeugtem Ring- und Kleinfinger erforderlich.
Kinder, die zur Stiftführung diese beiden Finger zu wenig beugen oder sogar ganz strecken, müssen die stifthaltenden Finger ebenfalls stark strecken oder den Stift sehr weit hinten festhalten, damit die Stiftspitze auf dem Papier aufliegt. Dabei ist die Steuerung des Stifts beeinträchtigt.

Tipp:
Kinder, die den Klein- und Ringfinger nicht oder zu wenig beugen, sollten zur Korrektur beim Malen einen mit diesen Fingern festgehaltenen griffigen Gegenstand für kurze Zeit mitführen. Längeres dauerhaftes Festhalten beim Malen oder sogar Schreiben führt zum Verkrampfen der Finger und zu einer Tonussteigerung im Arm- und Schulterbereich. Je nach Akzeptanz des Kindes sollte dieser Gegenstand weicher oder härter gewählt und die Größe an die Hand- und Fingergröße des Kindes angepasst werden. Kugeln können im Versandhandel, der auch Schreibhilfen vertreibt, bestellt oder selbst angefertigt werden. Eine selbst hergestellte Kugel aus Filz hat den Vorteil, dass sie nicht ganz rund ist und somit gut festgehalten werden kann.
Eine Geschichte zur Veranschaulichung für das Kind könnte z. B. sein: „Die Kugel hilft den Fingern dabei, den Stift so zu halten, wie du es ihnen gezeigt hast“.
Glasmurmeln sind weniger gut geeignet, da sie zu glatt sind und leicht aus den häufig schwitzigen Fingern gleiten. Ebenso ungeeignet sind kleine Vollgummispringbälle („Flummis“) die die Kinder eher dazu verleiten, diese „absichtlich“ fallen zu lassen.

Wie steil der Stift beim Malen und Schreiben gehalten wird, hängt von verschieden Faktoren wie Handgröße bzw. Länge der Finger und der als angenehm empfundenen Stellung der Gelenke ab. Je senkrechter ein Stift gehalten wird, umso stärker ist die Beugung der Finger, die den Stift halten. Nicht zu akzeptieren ist eine Stifthaltung in einem Winkel von 90° und darüber (in Bezug zum Daumen), da die Finger beim Schreiben dazu extrem gebeugt werden müssen, das Handgelenk von der Unterlage meist abgehoben wird und dynamische Schreibbewegungen nicht möglich sind. (Abb. 5)

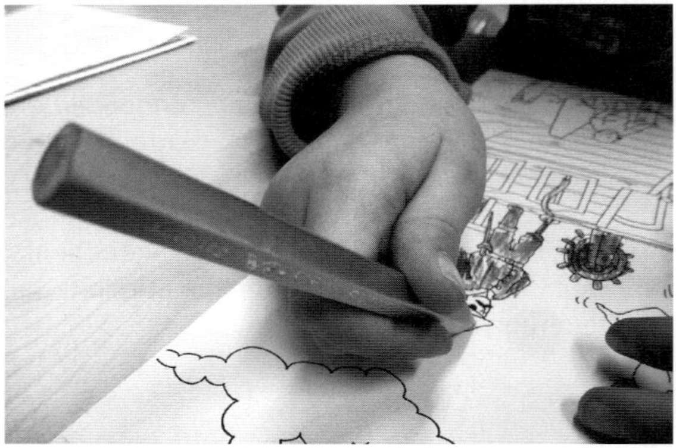

Abb. 5: Zu steile Stifthaltung

Kippt das Stiftende noch weiter nach vorne in Richtung Tisch, ist ein unverkrampftes, ergonomisches Malen und Schreiben nicht möglich. In dieser Stifthaltung heben Kinder häufig auch das Handgelenk von der Unterlage ab, was die Stiftführung weiter erschwert. Kinder mit dieser Stifthaltung müssen genau beobachtet und darüber herausgefunden werden, warum sie diese Stifthaltung wählen. Ursache könnte eine Tonusregulationsstörung, Schwierigkeiten in der Bewegungsfähigkeit der Schreibfinger und des Handgelenks und / oder eine grafomotorische Ungeschicklichkeit sein.

Therapeutisch muss einerseits an der Grundproblematik gearbeitet werden, z. B. der Tonusregulation, anderseits systematisch ein neues, ergonomisches Bewegungsmuster zur Stiftführung eingeübt werden.

Wenig hilfreich ist es, an das Stiftende ein Gewicht, z. B. eine Schraubenmutter, zu befestigen, damit dieses nach hinten absinkt. Über diese Schwerpunktverlagerung kippt der Stift zwar nach hinten, allerdings versucht das Kind durch einen erhöhten Tonus- und Kraftaufwand das Kippen des Stiftes nach hinten zu verhindern. Somit bewirkt das Gewicht eher eine Verstärkung des ungünstigen Bewegungsmusters.

Tipp:
Hilfreicher ist während des Einübens eines korrigierten Bewegungsmusters eine Konstruktion aus zwei Gummibändern. Dazu werden sie miteinander verschlauft; der eine Gummi wird wie ein Armreif über das Handgelenk gesteckt und der andere um das Stiftende gewickelt. Als Variation kann auch ein größerer Haargummi um das Handgelenk gesteckt werden, an den ein Gummi für den Stift geschlauft wird. Kippt nun der Stift nach vorne, spürt das Kind einen leichten Zug am Handgelenk und kann die Stifthaltung bewusst korrigieren.

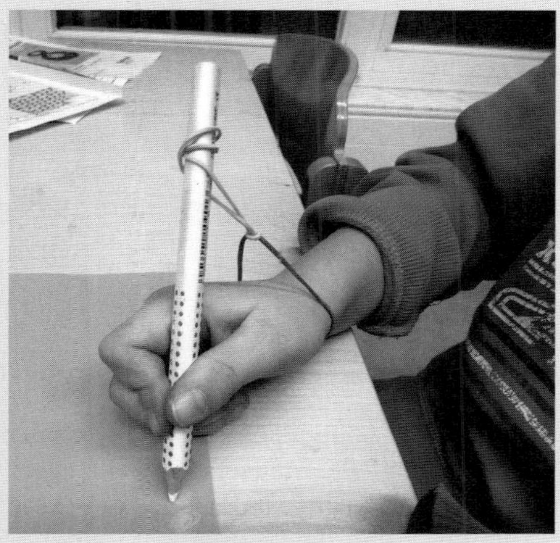
Abb. 6: Gummikonstruktion zur Korrektur einer zu steilen Stifthaltung

Auf die Stifthaltung im Dreipunktgriff sollte möglichst schon in der Kita geachtet und die Kinder gegebenenfalls korrigiert werden. Grundsätzlich ist es mühsamer und langwieriger, bereits erlernte und bestehende automatisierte Bewegungsmuster zu „verlernen", als ergonomische Bewegungen frühzeitig einzuüben.
Kinder, die noch kein sicheres Bewegungsmuster dazu haben, wie sie den Stift halten oder ihre Stifthaltung häufig wechseln bzw. sich eine neue und noch ungewohnte ergonomische Stifthaltung angewöhnen sollen, müssen lernen, ihre Stifthaltung bewusst visuell zu kontrollieren („**PASS**-Kontrolle"), bevor sie mit Malen oder Schreiben beginnen. (Kap. 2.14)

Tipp:
Dazu kann dem Kind erklärt werden, dass es selber der Chef seiner Finger ist und der Chef immer wieder auf seine Finger schauen und diese ggf. korrigieren muss.

Ist es notwendig, die Stifthaltung zusätzlich verbal zu korrigieren, sollte nicht das Kind kritisiert, sondern die Formulierung so gewählt werden, dass es die Finger sind, die „vergessen" haben, wie der Stift gehalten wird. Über diese Formulierung ist es für das Kind einfacher, eine Korrektur anzunehmen. Z. B. kann dies in folgende Weise erfolgen: „Ich bin ja 'mal gespannt, ob deine Finger jetzt gelernt haben, wie sie den Stift halten sollen", oder „Ich glaube, deine Finger haben vergessen, wie der Stift gehalten wird. Kannst du es ihnen nochmal zeigen" oder „Super, ich sehe, deine Finger haben jetzt behalten, wie sie den Stift halten sollen".

Tipp:

Kinder, die eine Stifthaltung im Dreipunktgriff erst noch erlernen, müssen erfahren, wie sich diese andere Stifthaltung „anfühlt" und das neue Greif- und Bewegungsmuster über häufige Wiederholungen und vielfältige Variationen automatisieren.

Zur Verdeutlichung ist eine der folgenden Geschichten hilfreich:

- Die Kinder sollen sich vorstellen, dass der Stift ein Auto ist. Im Auto sitzen immer nur zwei Menschen (hier Finger) vorne – z. B. die Erwachsenen bzw. Mama und Papa. Kinder dürfen nicht vorne sitzen und sind von daher alle hinten. Wenn der Mittelfinger seinen „Sitzplatz" hinten verlässt (4-Punkt-Griff) und nach vorne rutscht, weil er so „neugierig" ist, muss er mit folgender Erklärung wieder auf seinen Platz nach hinten verwiesen werden: „Kinder dürfen nicht vorne sitzen, und es ist viel zu gefährlich, nicht angeschnallt zu sein."
  Mögliche Frage zur visuelle Kontrolle der Stifthaltung durch das Kind: „Sitzen auch wirklich nur die Erwachsenen vorne im Auto und alle Kinder hinten?"
- Eine weitere bildhafte Erklärung: Der Stift ist ein Flugzeug, dieses hat zwei Flügel (Daumen und Zeigefinger). Den Stift mit diesen beiden Fingern haltend kann das Kind mit „seinem Flugzeug" durch den Raum „fliegen" (gehen). Auf ein bestimmtes Signal hin wird zur Landung angesetzt und das Fahrwerk ausgefahren (Mittelfinger als Stützfinger). Alle Passagiere sitzen angeschnallt hinten drin (Ringfinger und kleiner Finger sind gebeugt). Sind diese beiden Finger gestreckt oder zu wenig gebeugt, sind sie nicht „angeschnallt".
- Wird der Stift korrekt im Dreipunktgriff gehalten, bilden Daumen und Zeigefinger eine Form, die aussieht wie ein Auge. Ist der Druck des Zeigefingers auf den Stift zu stark, sieht das Auge zusammengekniffen / böse aus. Ist die Streckung von Daumen und Zeigefinger zu stark, sieht das Auge wie ein gefährliches, schlitzförmiges Tiger- oder Katzenauge aus.
- Eine weitere Erklärung wäre: Das Krokodil „Schnappi" hält den Stift in seinem Maul fest; das Maul sind Daumen und Zeigefinger. Kommt der vorwitzige Mittelfinger von hinten nach vorne vor das Maul von „Schnappi", schnappt das Krokodil nach ihm.

Um den Dreipunktgriff einzuüben, eignen sich folgende Spiel- und Malangebote:

- Spielautos und andere Gegenstände mit einem im Dreipunktgriff gehaltenen Stab / Stift durch eine aufgemalte „Straße" oder „Landschaft" schieben. Nach jeder Schiebeaktion wird ein neuer Stab / Stift ergriffen. (Kap. 9.3 / 9.4)
- Malspiele als Würfelspiel durchführen, sodass möglichst häufig die Stiftfarbe gewechselt werden muss, z. B. nur so viele Striche mit einer Farbe malen wie gewürfelt wurde oder mit der Farbe weitermalen, die der Farbwürfel anzeigt.
- Farbwechsel nach jeder gemalten Form bzw. nach jedem Strich durchführen und / oder nach dem Prinzip der Arbeit im Parcours eine Bewegungsunterbrechung / eine andere Tätigkeit zwischenschalten, um die Aufmerksamkeit erneut auf das bewusste, korrekte Ergreifen des Stifts zu lenken, z. B. abwechselnd einen kleinen Kreis malen und ein Glasnugget hineinlegen. (Kap. 9.4)

2.14.4 Stifthaltung im Vierpunktgriff

Bei Kindern, die den Stift im Vierpunkgriff halten, wird der Mittelfinger als zusätzlicher Stützfinger von oben auf den Stift gestellt. Bei der Stifthaltung im Vierpunktgriff muss der weniger bewegliche Ringfinger die Stützfunktion von unten übernehmen und die Hand kann lediglich auf dem Kleinfinger auf der Unterlage aufgelegt werden.

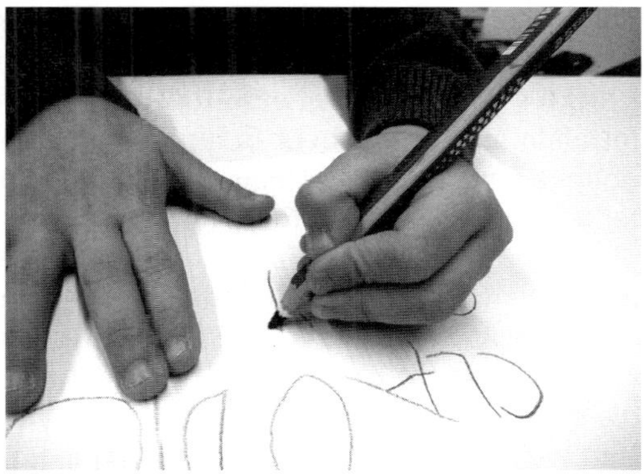

Abb. 7: Stifthaltung im Vierpunktegriff

Einige Kinder stellen zusätzlich auch den Ringfinger auf den Stift. Bei ihnen muss die Haltefunktion weitgehend durch Druck vom Daumen übernommen werden, was die Beweglichkeit aller Finger erheblich beeinträchtigt.

Die Stifthaltung im Vierpunktgriff wird relativ häufig bei Kindern, Jugendlichen und Erwachsenen beobachtet und führt nicht grundsätzlich zu Schreibschwierigkeiten. Der Stift wird in dieser Stifthaltung stärker fixiert und vier Finger müssen gut koordiniert die Schreibbewegungen ausführen. Für kraft- und tonusschwache Kinder ist es u. U. nur mit dieser Stifthaltung möglich, einen Stift zu halten und zu führen. Werden diese Kinder in die Dreipunktstifthaltung korrigiert, ist es ihnen teilweise kaum mehr möglich, den Stift ausreichend stabil zu halten und exakt zu führen.

Bei dieser Stifthaltung muss beobachtet werden, ob eine ausreichend dynamische Beweglichkeit und Koordinationsfähigkeit der Finger erreicht wird und aus welchen Gelenken diese erfolgt. Wenn dies ohne gravierende Fehlstellungen möglich ist, kann diese Stifthaltung im Einzelfall beibehalten werden.
Kinder, die mit beschrieben Entwicklungsstörungen therapeutisch betreut werden, haben allerdings häufig Schwierigkeiten, groß-, fein- und grafomotorische Bewegungen gut koordiniert und geläufig auszuführen. Bei ihnen sollte eine Korrektur hin zu einem Dreipunktgriff auch über einen längeren Zeitraum unbedingt versucht werden. Nach einer Analyse, warum das Kind den Stift im Vierpunktgriff hält, sind vielfältige gezielte Übungen, u. U. mit verschiedenen Stiftadaptionen zum Einüben des Dreipunktgriffs notwendig. (Kap. 2.14.3)

Ein weiterer Grund, warum Kinder die Stifthaltung im Vierpunktgriff einnehmen, kann ein zu starker Druck des Daumens auf den Stift sein. Beim Halten im Dreipunktgriff wird dieser Druck an den Mittelfinger weitergegeben und als unangenehm oder sogar schmerzhaft empfunden. Stellen diese Kinder nun den Mittelfinger auf den Stift, verteilt sich der Druck gleichmäßiger. Mit ihnen kann über bewusste Übungen zum Dreipunktgriff in Kombination mit Übungen zur Kraft- und Druckregulation gearbeitet werden, z. B. über den Einsatz von Leuchtstiften, Schiefertafeln mit Griffeln oder Blaupapier („Zauberpapier") und einfachen Schwungübungen mit Kreisen, Schlaufen und Kringeln, damit sie in der Stiftführung lockerer und dynamischer werden. (Kap. 2.15)

Neben den Spiel- und Übungsideen zum Erlernen des Dreipunktgriffs bieten verschieden Stiftaufsätze oder Stifte mit ergonomisch günstigen Griffmulden eine sinnvolle Unterstützung bei der Korrektur zum Dreipunktgriff. Stiftaufsätze und die unterschiedlichen Stifte sollten mit dem Kind zusammen ausprobiert werden. Nur, wenn ein Stift mit Mulden oder einer Schreibhilfe als hilfreich empfunden wird, wird das Kind diese akzeptieren. (Kap 2.14.12)

2.14.5 Position der Finger am Stift

Optimal ist es, einen Stift ca. 2–2,5 cm oberhalb der Miene, etwa an der Farblackierung, festzuhalten, damit die Finger das Geschriebene nicht verdecken.
Wird der Stift weiter unten festgehalten, können die Kinder kaum sehen, was sie malen oder schreiben. Linkshänder haben häufiger dieses Problem, besonders dann, wenn sie zusätzlich das Blatt nicht schräg nach rechts geneigt hinlegen. Sie sollten die Schräglage des Blattes einüben und den Stift eher noch etwas weiter oben halten, um besser sehen zu können, was sie malen oder schreiben.

Um ihre Stiftspur sehen zu können, beugen sich einige Kinder sehr nah zum Papier hinunter; teilweise drehen sie dabei ihren Kopf zusätzlich zur Seite und "schielen" teilweise nur mit einem Auge seitlich zur Stiftspitze. Diese Körperhaltung ist sehr ungünstig und auch bei Kindern zu beobachten, die Schwierigkeiten mit der Tonusregulation oder Augenprobleme haben. Wird der Stift etwa am Farbansatz des Bunt- oder Bleistifts gehalten, ist es möglich, mit aufgerichtetem Oberkörper und mit optimalem Augenabstand zu malen und zu schreiben.

2.14.5.1 Stifthaltung zu weit unten am Stift

Viele grafomotorisch unsichere Kinder halten den Stift sehr weit unten fest oder rutschen während des Malens / Schreibens fast bis zur Stiftspitze hinunter. Dies verhindert häufig eine flüssige Bewegungsausführung besonders für senkrechte Striche und die Strichführung der Stiftspitze kann nicht visuell kontrolliert werden. Kinder, die den Stift zu weit unten halten, machen dies oft aus dem Gefühl heraus, darüber genauer malen und schreiben zu können. Die Finger sind dabei „näher am Ort des Geschehens". Wenn sie später mit einem Füller schreiben und diesen auch zu weit unten festhalten, haben sie häufig tintenverschmierte Finger.

Einige Kinder halten den Stift am Anfang ihrer Arbeit weiter oben, rutschen aber auf Grund von feuchten, schwitzigen Fingern, Tonusschwäche oder Kraftmangel innerhalb kurzer Zeit nach unten. Ihnen ist es auch nicht möglich, zur Korrektur mit den Fingern am Stift wieder „etwas weiter hoch" zu „klettern". I. d. R. sind es Kinder, die feinmotorisch sehr ungeschickt sind und wenig Erfahrung im Umgang mit dem Stift haben. Mit ihnen sollten vielfältige fein- und grafomotorische Übungen in der Therapie und zuhause durchgeführt werden.

Damit die Kinder lernen, den Stift weiter oben festzuhalten, sind zur Orientierung Stifte mit eindeutigen Griffmulden, Stiftaufsätze oder kleine Gummis, die um den Stift gewickelt werden, hilfreich. Alle diese Maßnahmen verhindern nicht das Hin-

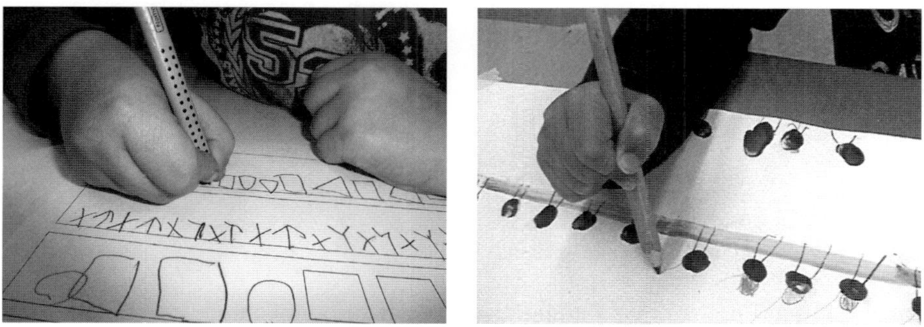

Abb. 8/9: Stifthaltung zu weit unten und zu weit oben am Stift

unterrutschen der Finger, aber das Kind spürt das Abrutschen und hat über die Orientierungshilfen die Möglichkeit, sich selber zu korrigieren. Kleine Gummis sind im Reitsportbedarf als sogenannte „Mähnengummis“ oder noch kleinere beim Kieferorthopäden als „Zahnspangengummis“ erhältlich.

2.14.5.2 Stifthaltung zu weit oben am Stift

Einige Kinder halten den Stift zu weit oben, fast in der Mitte oder noch weiter oben fest, so dass eine exakte Führung des Stiftes und gezielte Schreibbewegungen nicht möglich sind. Diese Stifthaltung ist häufig bei fein- und grafomotorisch ungeübten Kindern zu beobachten, teilweise auch bei taktil-kinästhetisch überempfindlichen Kindern, die darüber den Kontakt der Handkante mit der Unterlage vermeiden.

Mit ihnen sollten zunächst vielseitige Bewegungsangebote zur Fingergeschicklichkeit und zur Akzeptanz der Handauflage auf dem Tisch durchgeführt werden. Zur Vorbereitung auf das Arbeiten mit Stift und Papier können in einer ergonomischen Stifthaltung mit Stäben oder Pinseln z. B. kleine Gegenstände spielerisch geschoben werden.

2.14.6 Stifthaltung mit überschlagenem Daumen

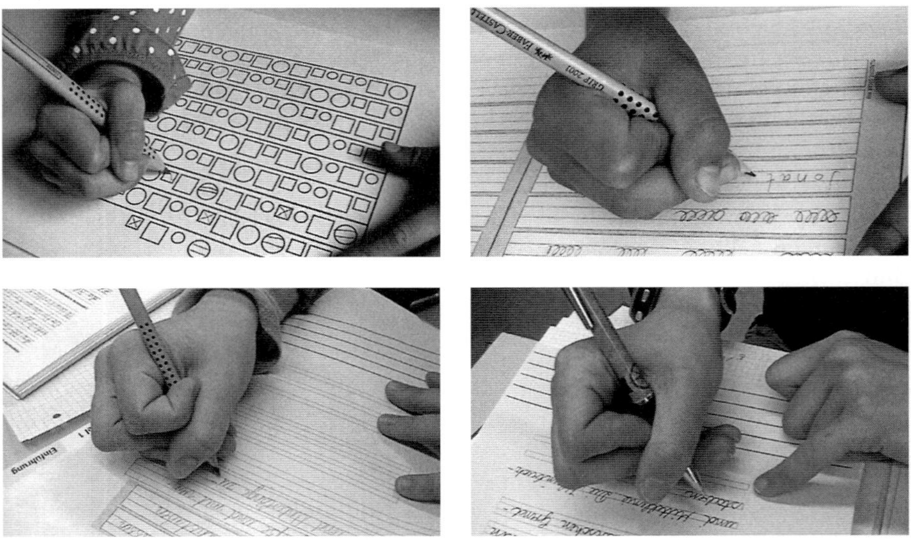

Abb. 10 a–d: Stifthaltung mit überschlagenen Daumen

Diese Stifthaltung ist in vielfältigen Variationen zu beobachten, muss aber nicht immer zu Schreibschwierigkeiten führen. Einigen Kindern ist mit dieser Stifthaltung ein flüssiges Schreiben möglich. Bei ihnen können Zeige-, Mittel- und Ringfinger die Schreibbewegungen locker ausführen, da der überschlagene Daumen locker aufliegt und die Beweglichkeit der Finger nicht blockiert.

Bei anderen Kindern ist in dieser Stifthaltung der Daumen vollständig gestreckt und die Stiftführung erfolgt aus den Bewegungen der Finger 2 und 3 bzw. 2, 3 und 4 und dem Handgelenk. Teilweise macht der Daumen während der Schreibbewegungen „zappelnde" Mitbewegungen. Der Stift liegt dabei meist in der Interdigitalspalte zwischen Daumen und Zeigefinger.

Bei wieder anderen Kindern wird der Daumen ganz oder teilweise über den Zeige- und / oder Mittelfinger überschlagen. Wird dabei der Daumen sehr fest angedrückt, schränkt diese starre Stifthaltung die Beweglichkeit der Finger sehr stark bis nahezu vollständig ein und die Bewegungsführung des Stifts erfolgt hauptsächlich aus dem Handgelenk. Kleinräumige, schnelle und genaue Schreibbewegungen sind über Bewegungen aus den Fingern exakter zu dosieren und besser zu steuern. Aus diesem Grund werden gemalte Formen oder Buchstaben bei Kindern, die ihre Bewegung mehr aus dem Handgelenk führen, eher großräumig, ungenau und / oder langsam. Bei ihnen sollte zunächst geprüft werden, ob funktionale Bewegungseinschränkungen die Ursache für diese Stifthaltung sind, z. B. dass das Kind keine vollständige Daumen-Finger-Opposition ausführen kann oder ob taktil-kinästhetische Einschränkungen vorliegen.

Hat sich diese Stifthaltung über vielfältige Wiederholungen beim Malen und später beim Schreiben automatisiert, wird sie spontan immer wieder eingenommen. Bei jüngeren Kindern und während des Schreiben-Lernens sollte unbedingt darauf geachtet werden, dass zur Stifthaltung der Daumen dem Zeigefinger gegenübergestellt wird.

Tipp:
Folgende Erklärung kann dabei hilfreich sein: Der Daumen ist der „Chef" der Finger und hat die „Oberaufsicht" über die anderen Finger. Der zweite Chef ist der Zeigefinger. Somit müssen beide zusammen unbedingt vorne in „ihrer Kontrollposition" am Stift sein. (Kap. 2.14.3)

Haben ältere Kinder in dieser Stifthaltung Schreibprobleme, kann häufig nur versucht werden, über ein anderes Schreibgerät oder über die bewusste Veränderung des Bewegungsmusters bei unterstützenden Nachspurübungen und stressfreiem Abschreiben von Texten, eine Lösung zu finden. Hier bietet folgende Variation der Stifthaltung evtl. eine Lösung, die vielleicht auch nur vorübergehend eingenommen werden kann: Der Stift wird in die Interdigitalspalte zwischen Zeige- und Mittelfinger gesteckt und vorne von den Fingern 1, 2 und 3 umfasst. So ist er mit weniger „Haltearbeit“ fixiert und kann dennoch locker geführt werden. (s. S. 42)

2.14.7 Stifthaltung im Pfötchen- oder Faustgriff

Diese Stifthaltung ist für Kinder bis zum Alter von ca. 3 Jahren zu akzeptieren, da die Hand- und Fingermotorik noch nicht ausreichend differenziert ist. Dennoch sollte auch schon jüngeren Kindern immer wieder gezeigt werden, wie sie einen Stift oder Pinsel in einer differenzierteren Stifthaltung halten können, damit sich das Greifen im Pfötchen- oder Faustgriff für die Stifthaltung nicht dauerhaft verfestigt. Wird der Stift von älteren Kindern so gehalten, ist es ihnen nicht möglich, einen Stift exakt und kleinräumig mit Bewegungen primär aus den Fingergelenken zu führen. Es sind nur großräumige Bewegungen über das Handgelenk, den Ellenbogen oder die Schulter möglich. Infolge dessen sind die gemalten Darstellungen der Kinder großräumig und ungenau, z. B. werden Anfang- und Endpunkte von Formen nicht exakt getroffen und gerade und schräge Linien sind kaum zu unterscheiden.

Das Grundproblem dieser Kinder ist meist eine undifferenzierte Feinmotorik, die häufig mit Schwierigkeiten im Bereich der Großmotorik kombiniert ist.
Mit ihnen muss unbedingt vor dem Schuleintritt an der Verbesserung der Koordination im groß- und feinmotorischen Bereich gearbeitet werden. Weiterführende Literatur zur Förderung der Feinmotorik sind die Bücher der gleichen Autorinnen: „Geschickte Hände – Handgeschicklichkeit bei Kindern“ und „Die Ravensburger Feinmotorik Kiste“.

2.14.8 Stifthaltung mit stark gestreckten Fingern / mit den Fingerspitzen / mit zu stark gebeugten Fingern

Mit dieser Stifthaltung wird ohne Bewegungsübergang der Finger zwischen Beugung und Streckung der Stift aus der Bewegung des Handgelenks und / oder Ellenbogen und teilweise auch der Schulter geführt. Bei einigen Kindern ist zusätzlich das Handgelenk abgehoben. In dieser Stifthaltung ist es nicht möglich, kleine, genaue und dynamische Schreibbewegungen auszuführen. Die Kinder haben häufig Probleme mit der Bewegungsplanung und kein ergonomisches Bewegungsmuster zur Stifthaltung abgespeichert. Kinder, die den Stift mit stark gestreckten Fingern oder nur mit den Fingerspitzen ergreifen, sind teilweise zusätzlich taktil-kinästhetisch überempfindlich und vermeiden es, etwas „richtig“ in die Hand zu nehmen.

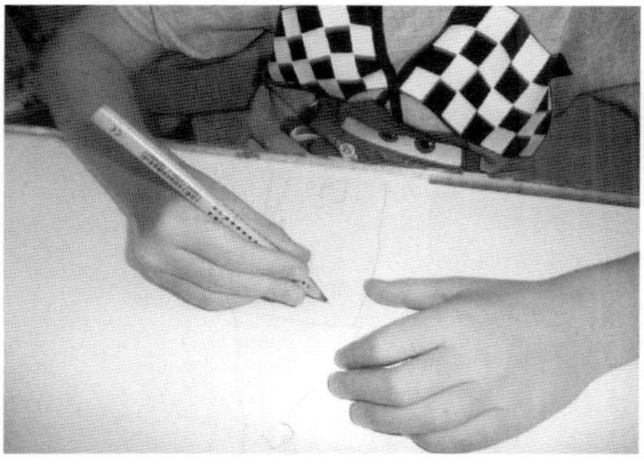

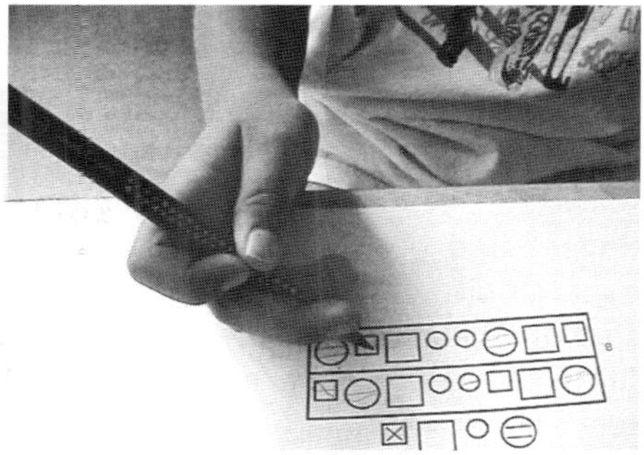

↖↑ Abb. 12 a/b: Stifthaltung mit stark gestreckten Fingern oder mit den Fingerspitzen

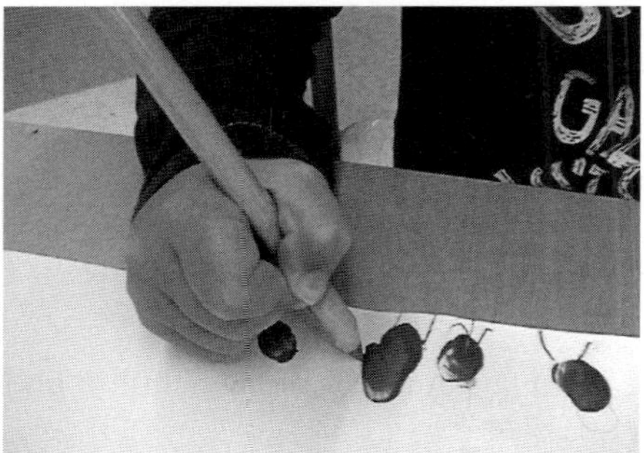

← Abb. 12c: Stifthaltung mit stark gebeugten Fingern

Um eine ergonomische Stifthaltung anzubahnen, ist es für diese Kindern hilfreich, unten an dem Stift eine, in der Größe an die Hand, angepasste Kugel mit einem Gummi zu befestigen. Wenn das Kind den Stift ergreift, umschließt es die Kugel und hat diese in der Hand. Darüber kann es spüren, wie es einen Stift mit gebeugten Fingern halten kann. Dies Kugeln gibt es im Fachhandel in verschiedenen Größen zu kaufen.

Zur Festigung dieses neuen Bewegungsmusters sollte über vielfältige spielerische Übungen immer wieder ein Schiebestäbchen, Pinsel oder Stift mit aufgesteckter Kugel möglichst häufig erneut ergriffen werden. (Kap. 2.14.2)
Parallel dazu sollten vielfältige Übungen zur Hand- und Fingergeschicklichkeit mit dem Schwerpunkt Übergang Pinzetten- zum Zangengriff und Inhandmanipulation durchgeführt werden, z. B. sammeln von kleinen Gegenständen in die gleiche Hand.

2.14.9 Stifthaltung mit hypermobilen / überstreckten Endgelenken

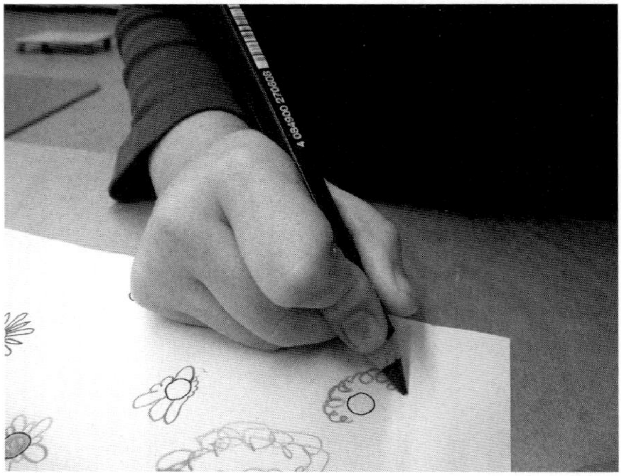

Abb. 13: Stifthaltung mit hypermobilem, überstrecktem Endgelenk

Es gibt Kinder, die im Endgelenk des Zeigefingers, teilweise auch des Mittelfingers und des Daumens hypermobil und kraftlos sind und beim Halten eines Stifts die Endgelenke extrem überstrecken.
Ist diese Stifthaltung zusätzlich mit zu viel Druck auf den Stift und / oder das Papier kombiniert, führt dies dazu, dass die Fingerkuppen und die Umgebung der überstreckten Gelenke wegen der mangelnden Durchblutung „weiß" werden. Dabei verkrampfen sich die Finger, die Hand sowie der Arm, die Schulter und teilweise auch der Nackenbereich zunehmend.
Darüber schreiben die Kinder häufig verlangsamt und die Schrift wird zunehmend schlechter. Dies ist je nach Schreibleistung des Kindes schon am Ende einer Zeile oder weiter unten auf dem Blatt zu erkennen. Neben der mühevolleren, langsameren Ausformung der Buchstaben werden diese „krakeliger" und „verzittert" geschrieben und / oder die Schrift wird schräg und / oder verändert ihre Größe.

Einigen Kindern schmerzt bei zunehmender Schreibmenge häufig der Zeigefinger. Sie variieren teilweise die Stifthaltung, indem sie den Zeigefinger fast rechtwinkelig auf den Stift aufstellen. Dies führt zunächst zu einer Entlastung und reduziert den Schmerz im Endgelenk. Der Nachteil ist allerdings eine noch stärker verkrampfte und instabile Stifthaltung mit schlechterer Schreibleistung.

Zeigt sich eine Hypermobilität im Mittel- und / oder Endgelenk des Daumens, kompensieren die Kinder die mangelnde Stabilität und den Kraftmangel häufig darüber, dass sie den Stift mit überschlagenem Daumen festhalten. (Kap. 2.14.6)

Tipp:
Diese Kinder sollten unbedingt mit dicken, weichen Stiften malen und schreiben, da sie diese möglichst entspannt halten können. Günstig sind Stifte mit ausgeformten Griffmulden und / oder einem weichem Griffbereich.
Hilfreich sind auch bewusste Lockerungsübungen zwischen den Wörtern, am Ende einer Zeile oder im Verlauf des Textes. Die Kinder sollten lernen, zwischen dem Schreiben ihre Handmuskeln zu entspannen, indem sie z. B. den Stift zwischen den Fingern drehen, mit den Fingern am Stift hinauf und hinunter „laufen“, den Stift in der Mitte ergreifen und ihn ein paarmal wie einen Hubschrauberpropeller um die eigene Achse drehen oder zwischen den Buchstaben und Wortteilen sogenannte „Luftsprünge“ machen, d. h., mit Unterbrechungen schreiben. Auch dies entspannt die Handmuskulatur kurz und hilft dabei, insgesamt entspannter zu schreiben.

Für einige Kinder ist die festgelegte Buchstabengröße, die sich aus der Verwendung einer bestimmten Lineatur der jeweiligen Klasse ergibt, entweder zu groß oder zu klein und sie müssen sich sehr anstrengen, um genau zwischen den Linien zu schreiben. Deshalb ist es für diese Kinder eine Unterstützung, in Absprache mit den Lehrern in eine Lineatur zu wechseln, die ihnen eine optimale Unterstützung bietet, z. B. indem ein Schüler der 3. Klasse in die Lineatur der 4. Klasse wechselt.

Einige Kinder haben ein sehr starkes Kontrollbedürfnis. Sie wollen bewusst „schön“ schreiben und kontrollieren sich sehr stark visuell. Dies ist für ein entspanntes, dynamisches Schreiben ungünstig. Bei ihnen sollte versucht werden, dass sie über weniger exakte Schwungübungen zu mehr Dynamik beim Schreiben kommen. Teilweise ist für diese Kinder die Erklärung hilfreich, dass sie wunderbar „schön“ schreiben, dies aber sehr lange dauert und aus diesem Grund nur wenige Erwachsene exakt und „schön“ schreiben. Sie sollten darin bestärkt werden, auch mal „Fünfe gerade sein zu lassen“ und lieber etwas ungenauer, dafür aber dynamischer und lockerer zu schreiben. Dies muss allerdings unbedingt mit Lehrern und Eltern besprochen werden, um das Kind nicht in „Gewissenskonflikte“ zu bringen.

2.14.10 Wechselnde Stifthaltungen

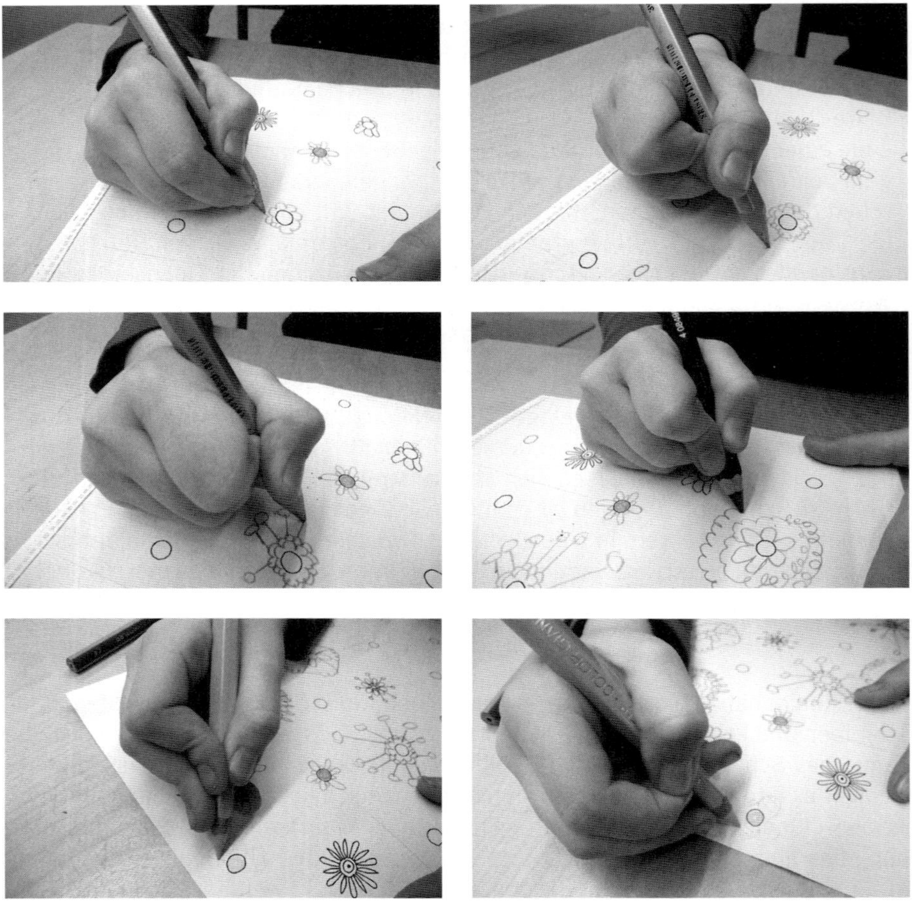

Abb. 14a–f: Wechselnde Stifthaltung

Einige Kinder wechseln häufig ihre Stifthaltung. Sie finden nicht oder nur kurz in eine angenehme Stifthaltung, die dynamische Bewegungen ermöglicht. Sie haben noch kein Bewegungsmuster für eine sichere Stifthaltung gefunden und dieses verinnerlicht und automatisiert.
Dafür gibt es verschiedene mögliche Ursachen, die in der Therapie grundsätzlich mit einbezogen werden müssen.

Diese können sein:

- Tonusregulationsstörungen
- Kraftmangel
- Taktil-kinästhetische Störungen
- Feinmotorische Koordinationsstörungen
- Schmerzen durch eine ungünstige Stifthaltung
- Bewusste Korrektur einer ungünstigen Stifthaltung

2.14.11 Abgehobenes Handgelenk

Eine Stifthaltung mit abgehobenem Handgelenk kann sowohl mit als auch ohne aufliegendem Ellenbogen beobachtet werden.
Sie lässt keine Feinsteuerung der Bewegung zu, da die Mal- und Schreibbewegung durch den fehlenden stabilisierenden Haltungshintergrund nur grob aus dem Handgelenk und kaum aus den Fingern geführt werden.

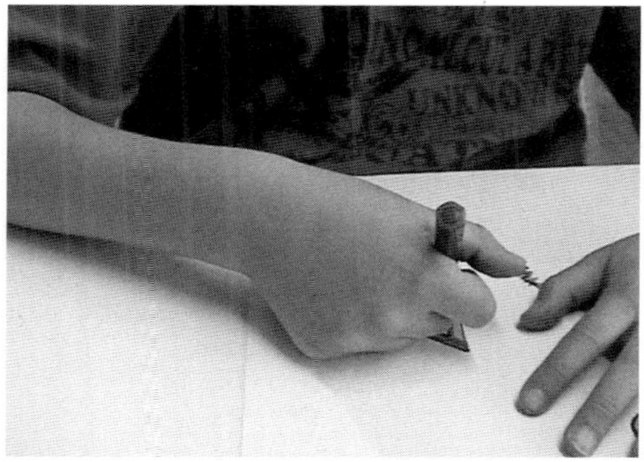

Abb. 11: Stifthaltung mit abgehobenem Handgelenk und gestrecktem Daumen

Häufig ist diese Stifthaltung in Kombination mit einer so genannten „Hakenhaltung“ zu beobachten, d.h., das Handgelenk ist stark gebeugt und Malen und Schreiben erfolgt eher von oben. Diese extreme Beugestellung des Handgelenks führt bei länger anhaltender Schreibbelastung häufig zu einer starken Verkrampfung und zu Schmerzen in Hand-, Arm-, Schulter-, Nacken- und Kopfbereich. Bei zusätzlicher genetischer Disposition kann diese Fehlhaltung in seltenen Fällen bei Jugendlichen und Erwachsenen zum Krankheitsbild eines Schreibkrampfs führen.

Schwierigkeiten im Bereich der Tonusregulierung sind ein häufiger Grund, warum Kinder diese Handhaltung einnehmen. Aus diesem Grund ist es günstig, vor und zwischen den einzelnen grafomotorischen Übungen tonusregulierend über großmotorische Aufgaben, z.B. über einen Parcours (Kap. 9.3 und 9.4) zu arbeiten. Bei hypotonen Kindern kann dies z.B. über die Kombination von Zug- und Druckspielen (sich sitzend an einem Seil entlang ziehen, spielerisch die „engen Wände“ des Therapiezimmers „nach außen drücken“ oder schwere, größere Materialsäcke umschichten) erreicht werden. Eine weitere Möglichkeit ist, dass das Kind auf einem Trampolin oder durch den Raum hüpft bzw. die Sprossenwand hoch und wieder hinunter klettert.

Hypotone Kinder heben das Handgelenk von der Unterlage ab, um darüber ihren niedrigen Tonus zu kompensieren und somit mehr Körperspannung aufzubauen. Hypertone Kinder haben eher eine erhöhte Grundspannung der Muskeln und können zur Stiftführung zu wenig „locker lassen".

Linkshändige Kinder nehmen die Stifthaltung mit abgehobenem Handgelenk und einer „Hakenhaltung" teilweise ein, um ihr Gemaltes / Geschriebenes sehen zu können, wenn sie nicht gelernt haben, ihr Blatt schräg nach rechts geneigt hinzulegen und / oder den Stift zu weit unten festhalten. (Kap. 2.10 / 3.)

Neben den tonusregulierenden und feinmotorischen Übungen bei aufliegender Handkante unterstützt ein untergelegter flacher Gegenstand das Kind dabei, das Handgelenk beim Malen und Schreiben auf der Unterlage liegen zu lassen. Z. B. legt das Kind eine flache Münze, einen flachen Knopf, ein kleines Papierstück (günstig ist Transparentpapier) oder ein Fellstück unter die Handkante und führt dieses beim Malen und Schreiben mit. Sobald die Hand abgehoben wird, bleibt der Gegenstand liegen und das Kind wird daran „erinnert", seine Handstellung wieder selber zu korrigieren.

Tipp:
Als bildhafte Erklärung ist für das Kind u. U. folgende Erklärung hilfreich: „Malen und Schreiben ist so anstrengend, da braucht die Hand ein Kopfkissen, um sich darauf ausruhen zu können." Die Münze könnte das „Ersatzrad eines Autos" sein, das, sobald das Handgelenk abgehoben wird, „auf der Straße verloren wurde".

Einige Kinder finden ein sehr flaches untergelegtes Materialsäckchen hilfreich, gekoppelt mit der Vorstellung, „dies sei ein Auto und sie der Fahrer". Der Vorteil beim Einsatz von Gegenständen, die unter die Hand gelegt werden, ist der, dass die Kinder selber bemerken, wenn sie das Handgelenk wieder von der Unterlage abheben: Der Gegenstand bleibt liegen und wird nicht mehr mitgeführt. U. U. sollte dann wieder eine großmotorische Bewegungsunterbrechung zur Tonusregulierung gemacht werden.

Für einige Kinder ist es hilfreich, vor dem Arbeiten an einem Übungsblatt auf einem rauen Blatt (z. B. einem Stück Raufasertapete) bei aufliegender Handkante mit dem Stift großräumige Kreise zu malen. Über die leichte Reibung spüren sie sehr bewusst die aufgelegte Handkante und das Handgelenk.

Einige taktil sehr überempfindliche Kinder legen Handgelenk und Handkante nicht auf der Unterlage auf, weil ihnen das reibende Gefühl unangenehm ist. Für diese Kinder ist das bewusste Spüren, z. B. über eine Raufasertapete, völlig kontraindiziert. Für sie ist das Unterlegen eines Gegenstandes, z. B. eines Fellstücks oder Papiers, eher angenehm, da sie so das Mitrutschen an ihrer Hand nicht in unangenehmer Weise spüren.

Weniger hilfreich sind kleine Sandkissen oder -tiere, z. B. in Form einer Fledermaus mit Klettverschluss, die beim Malen / Schreiben um das Handgelenk gelegt und dort fixiert werden, um die Aufmerksamkeit des Kindes darauf zu lenken. Das Gewicht der Sandkissen ist gering und kann das Handgelenk nicht auf die Unterlage drücken. Eine physikalische Regel besagt, dass Druck Gegendruck erzeugt. Somit führt das Gewicht von oben auf das Handgelenk eher dazu, dass das Kind das Handgelenk noch stärker von der Unterlage abhebt. Ein weiterer Nachteil bei dem Gebrauch der sandgefüllten, angekletteten Sandkissen oder -Tiere ist der, dass die Kinder ihr Handgelenk von der Unterlage abheben können, ohne dass „etwas passiert". So können sie nicht selber bemerken, dass sie wieder das „alte, ungünstige Bewegungsmuster" eingenommen haben.

Spielerisch lässt sich das bewusste Ablegen des Handgelenks / der Handkante auch durch das Bild eines „geöffneten Garagentores" erfahren: Der Therapeut hat ein kleines Auto, mit dem er jedes Mal unter dem Handgelenk des Kindes hindurch fährt, sobald das Kind dies erneut von der Unterlage abgehoben hat (das Garagentor wurde geöffnet). Das Kind „schließt danach das Garagentor" wieder, indem es das Handgelenk bewusst ablegt und seine grafomotorische Arbeit weiterführt.

2.14.12 Stiftadaptionen

Im Handel sind vielfältige Stiftadaptionen erhältlich. Sie sollen dem Kind eine Unterstützung geben, z. B. die Stifthaltung im Dreipunktgriff zu erlernen.
Damit das Modell gefunden werden kann, das dem Kind angenehm in der Hand liegt und ihm eine Erleichterung bietet, sollte der Therapeut möglichst viele unterschiedliche Modelle anbieten und das Kind diese ausprobieren.

Es gibt nicht „das Modell", das für alle oder die meisten Kinder eine Hilfe darstellt und von ihnen akzeptiert wird. Dreieckige Stiftadaptionen, die die Auflagefläche für die Finger vergrößern, ohne genaue Mulden für die Finger vorzugeben, lassen eine Stifthaltung im Dreipunkgriff in individueller Weise, z. B. weiter oben oder unten, mit mehr oder weniger stark gebeugten Fingern zu. Allerdings kann es sein, dass diese Stiftadaption für das einzelne Kind zu wenig eindeutig vorgibt, wo nun genau die Finger zu platzieren sind. Für dieses Kind wäre es günstiger, die „Fingerplätze“ auf dem Material aufzumalen oder eine Stiftadaption zu wählen, die über Mulden eine exakte Fingerplatzierung vorgibt. Das jeweilige Modell muss immer individuell ausprobiert werden, da die Anordnung der Mulden und damit die Fingerposition sehr individuell ist und angenehm sein muss.

Bei einigen Kindern ist es erforderlich, dreieckige Stiftadaptionen auf dreieckige Stifte zu schieben. Viele Stiftadaptionen sind allerdings zu groß und rutschen ab. Um dies zu verhindern, kann vorher ein Stück Krepp-Klebeband um den Stift gewickelt werden. Das Kreppband erschwert allerdings das Spitzen. Günstiger ist es von daher, vor die Schreibadaption ein kleines Gummiband um den Stift zu wickeln, damit das Abrutschen nach unten verhindert wird.

Meist werden Stiftadaptionen von den Kindern nur kurzzeitig und eher im therapeutischen / häuslichen Umfeld, aber nur selten in der Schule akzeptiert. Sie geben den Kindern eine Unterstützung, um ein neues, ergonomisches Bewegungsmuster bei der Stifthaltung zu erlernen und sollten wieder weggelassen werden, sobald dieses spontan eingenommen und über einen längeren Zeitraum eingehalten wird. Bei Stress und Ermüdung kann es sein, dass die Kinder auch noch über einen längeren Zeitraum immer wieder in ihr altes Bewegungsmuster zurückfallen. Dies ist völlig normal, da es häufiger Wiederholungen bedarf, bis ein neues Bewegungsmuster übernommen und auch unter Belastung beibehalten wird.

Stiftadaptionen sollen eine Unterstützung für die Kinder sein, vergleichbar mit einer Krücke, die nur so lange benutzt wird, bis sie nicht mehr gebraucht wird.

Generell ist es anzustreben, dass eine ergonomische Stifthaltung vom Kind auch ohne Stiftadaption eingenommen werden kann, bevor es in die Schule kommt. Dennoch ist es vom Kind abhängig, ob es Stiftaufsätze auf seinen Stiften auch in der Schule akzeptiert. Häufig wollen Kinder dort nicht auffallen und ziehen sie ab. Andere Kinder finden die Stiftaufsätze „schick“ oder „cool“ und benutzen sie weiterhin gerne. Eine Stiftadaption wird umso eher vom Kind akzeptiert, wenn es diese als hilfreich erlebt, das Material angenehm findet und ihm die Farbe gefällt.

Es hat sich bewährt, jeweils eine Stiftadaption auf zwei Bleistifte und einige Lieblingsfarbstifte zu stecken, da es für Kinder mühsam und zeitaufwändig ist, sie von einem auf den anderen Stift zu stecken.

2.15 Druck auf Stift und Papier

2.15.1 Zu starker Druck auf den Stift / auf das Papier

Einige Kinder malen und schreiben mit zu starkem Druck. Dieser zu große Krafteinsatz kann entweder auf den Stift oder gleichzeitig auf Stift und Papier ausgeübt werden. Er führt zu langsamen, verkrampften Schreibbewegungen mit schnellem Ermüden.
Der Stiftdruck auf das Papier sollte so dosiert sein, dass der Strich gut erkennbar und ein längeres Arbeiten ohne Ermüdung der Hand möglich ist.

Einige Kinder drücken so stark auf, dass der Strich teilweise durch mehrere untergelegte Papiere durchgedrückt wird. Diese Kinder sind entweder taktil-kinästhetisch unterempfindlich und spüren zu wenig ihren Stiftdruck, oder sie verkrampfen sich beim Malen und Schreiben durch ungeübte Handmotorik extrem stark. Ihnen fehlt die notwendige Bewegungsgeläufigkeit oder der Stift ist zu dünn. Teilweise drücken sie ihre Fingerendgelenke so stark durch, dass die Kuppen von Daumen und Zeigefinger „weiß" werden.
Bei einigen Kindern bildet sich durch den dauerhaft zu starken Druck des Daumens auf den Stift an der radialen Seite des Endgelenks am Mittelfinger eine spür- und sichtbare Druckstelle (Schwiele). Der zu starke Druck setzt sich häufig in einer massiven Arm-, Schulter- und Nackenverspannung fort und führt mitunter zu Kopfschmerzen.

Generell wird bei neuen und ungeübten motorische Fähigkeiten zu viel Kraft eingesetzt und eine fließende Bewegungskoordination ist nicht möglich. Motorische Tätigkeiten können erst mit häufiger Übung besser koordiniert und locker / unverkrampft mit der angepassten Kraftdosierung ausgeführt werden.

Zu starker Druck beim Schreiben-Lernen und auch beim späteren Schreiben ist verstärkt bei Kindern zu beobachten, die zu wenige fein- und grafomotorische Vorerfahrungen gemacht haben.
Es gibt aber auch einzelne Kinder, die in der Kita viel und gerne gemalt haben, diese gute Grundkompetenz der Stiftführung jedoch nicht auf das Schreiben-Lernen übertragen können.

Bei ihnen sollte unbedingt die Stifthaltung und das Schreibgerät überprüft und nach Lösungsmöglichkeiten zu einer entspannten Stifthaltung gesucht werden. Unzureichende visumotorische Fähigkeiten und der Versuch, Zahlen und Buchstaben exakt in die vorgegebene Liniatur zu schreiben, können auch Gründe für einen zu starken Krafteinsatz sein.
Diese Kinder sollten durch variationsreiche Übungen zur Fingergeschicklichkeit und einfachen Dynamisierungs- und Lockerungsübungen mit dem Stift zu einer besseren Koordinationsfähigkeit angeleitet werden. (Kap. 2.14)

U. U. brauchen sie auch zusätzliche Geläufigkeitsübungen zu einzelnen Buchstaben oder -verbindungen, um diese dynamischer schreiben zu können.
Je mehr Geläufigkeit Kinder bei den Buchstabenformen und -anbindungen erreichen, umso eher gelingt es ihnen, lockerer und unverkrampfter zu schreiben. Dazu sind viele Bewegungswiederholungen notwendig. Erst durch das Üben der Vorläuferfähigkeiten (Hand- und Fingergeschicklichkeit in Kombination mit lockernden grafomotorischen Übungen) und der direkten Tätigkeit des stressfreien Schreibens kann es letztendlich zu einer Verbesserung der Schreibfähigkeit kommen.

Durch taktil-kinästhetische Störungen, Tonusregulationsstörungen und bei grafomotorisch ungeübten Kindern kann der Stiftdruck wechselnd sein. Einmal drückt das Kind zu stark auf, dann wiederum malt es eine kaum sichtbare Spur.

Tipp:
Kinder mit einem zu großen Krafteinsatz beim Malen oder Schreiben sollten bewusst im Wechsel ihre Hand und die Finger anspannen und wieder locker lassen. Dies kann ihnen mit verschiedenen Materialien oder Stiften veranschaulicht werden (siehe 2.15.2). Für sie ist es hilfreich, wenn sie während des Malens und Schreibens Pausen einlegen und Übungen zur Lockerung von Schulter, Arm, Hand und Fingern machen, z. B: Die Arme großräumig als „Hubschrauber“ kreisen lassen, die Handgelenke schnell ausschütteln oder die Finger hin und her bewegen („zappeln lassen“).

2.15.2 Zu starker Druck auf das Papier

Kinder, die mit dem Stift einen zu starken Druck auf das Papier ausüben, sollten unbedingt einen dicken Stift mit einer weichen, gut laufenden Miene haben, damit dieser auch ohne starken Druck eine Spur hinterlässt.
Zu starker Druck auf das Papier ist immer in Kombination mit zu starkem Druck auf den Stift zu beobachten. Hilfreich ist, sich zur Beurteilung die Hefte und das Schreibgerät des Kindes mitbringen zu lassen. Wurde mit Bleistift geschrieben,

kann auf der nächsten und teilweise auch auf weiteren Seiten des Heftes die durchgedrückte Schrift gesehen und gespürt werden.
Wurde mit Füller geschrieben, sind die Stellen des stärkeren Drucks und langsameren Schreibens durch den vermehrten Tintenfluss (kleine Flecken innerhalb eines Wortes) zu erkennen, was noch deutlicher zu sehen ist, wenn die Heftseite gegen das Licht gehalten wird.

Tipp:
Damit Kinder den zu starken Druck auf das Papier spüren, sind Übungen mit ganz bewusster Variation von mehr und weniger Druck hilfreich, z. B. Schraffieren locker aus dem Handgelenk von hell nach dunkel und umgekehrt. Beim Schreiben innerhalb einer Zeile sollen sie zwischen geringem und sehr starkem Aufdrücken variieren.

Weitere Möglichkeiten sind:

- Malen mit einem untergelegten „Zauberpapier“ (blaues Pauspapier). Auf dem darunter liegenden Papier kann sehr gut die im Druck variierte Spur gesehen und darüber bewusst gemacht werden.
- Malen auf einer Schiefertafel abwechselnd mit einem harten Griffel bzw. einem weichen Tafelstift.
- Auf dem Tisch ein Küchenkrepppapier und darüber ein festeres Papier, z. B. aus einem Malblock befestigen. Das Kind soll darauf malen / schreiben, ohne dass es ein Loch durchdrückt.
- Variation: Ein Papier auf eine Moosgummifläche legen und darauf malen / schreiben, ohne durchzudrücken.
- Malen mit Stiften, die bei starkem Druck aufleuchten oder vibrieren. Diese Stifte verleiten die Kinder allerdings dazu, besonders fest aufzudrücken, da gerade das Leuchten / Vibrieren den Reiz ausmacht. Beim Arbeiten mit diesen Stiften sollte bewusst ein Wort / Satzteil mit und ohne Aufleuchten / Vibrieren geschrieben werden. Vibrierende Stifte sind durch die darin befindlichen Batterien allerdings häufig so dick, dass sie im Faustgriff und nur mit großem Krafteinsatz gehalten werden können. Dies ist für die Übung zur Druckdosierung im dynamischen, lockeren Dreipunktgriff wenig sinnvoll.

Übungen zu einem bewusst veränderten stärkeren / schwächeren Druck können auch über das Arbeiten mit folgenden Materialien durchgeführt werden: Gold- / Silber- oder Metallfolie prickeln, Trockenfilzen, in Tonplatten Formen einritzen (z. B. in Blumen, Stern- oder Ostereimotive).

2.15.3 Zu starker Druck auf den Stift

Kinder, die einen zu starken Druck auf den Stift ausüben, sollten unbedingt einen dicken Stift zum Schreiben bekommen, weil darüber die Auflagefläche für die Finger größer ist. Der Stift sollte zudem eine weiche, gut laufende Miene haben, damit er auch ohne starken Druck eine deutliche Spur hinterlässt.

Für einige Kinder ist es hilfreich, wenn der Stift an der Stelle sehr weich ist, an der er gehalten wird. So wird der zu starke Druck etwas „abgepuffert“.
Für taktil-kinästhetisch eher unterempfindliche Kinder ist diese Möglichkeit wiederum keine Lösung, da sie den Stift deshalb mit zu starkem Druck umfassen, damit sie ihn ausreichend spüren.

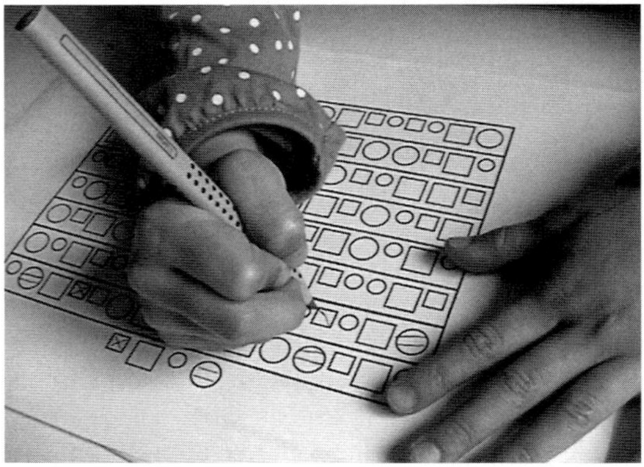

Abb. 15: Zu starker Druck auf den Stift im Vierpunktgriff

Um den zu starken Druck der Finger auf den Stift zu spüren, sind Übungen mit ganz bewussten Variationen von mehr und weniger Druck hilfreich. Darüber kann das Kind besser nachvollziehen, dass bei einem zu großen Krafteinsatz kaum eine lockere, dynamische Schreibbewegung möglich ist. U. U. ist es erst über eine Eigenerfahrung motiviert, zu versuchen, seinen Stiftdruck zu verändern.

Tipp:

- Knete um den Stift formen. Das Kind malt / schreibt mit dem Stift, ohne dass in der Knete ein deutlicher Abdruck seiner Finger zurückbleibt.
- Zu starker Druck kann den Kindern auch über das Spüren der gering und stärker angespannten Muskulatur am Arm des Therapeuten verdeutlicht werden: Dazu soll das Kind mit seiner Hand den Unterarm des Therapeuten umfassen. Dieser schreibt zunächst hauptsächlich mit der Bewegungsführung von Finger 1–3. Das Kind spürt dabei lediglich eine schwache Anspannung und Bewegung der Muskulatur. Erhöht der Therapeut bewusst den Druck auf den Stift, ist die höhere Muskelanspannung für das Kind deutlich sicht- und spürbar.

2.15.4 Zu schwacher Druck auf das Papier / auf den Stift

Manche Kinder haben so wenig Arm-, Hand- und Fingerkraft oder einen so niedrigen Tonus, dass sie nur eine zarte, kaum sichtbare Linie hinterlassen. Der Stift wird von ihnen so wenig fest gehalten, dass Formen ungenau ausgeführt werden, da die Finger am Stift keinen Halt finden. Für diese Kinder ist es wichtig, über vielfältige grob- und feinmotorische Betätigung mehr Kraft, vor allen Dingen in der oberen Extremität, zu bekommen. Bei ihnen ist es besonders wichtig, grafo- und schreibmotorische Übungen mit kraftsteigernden Übungen der Hände zu kombinieren und diese im häuslichen Umfeld weiterzuführen. (Kap. 2.5)

Wieder andere Kinder haben so wenig Selbstbewusstsein, dass ihre gemalten Linien kaum zu erkennen sind. Kinder mit schwachem Selbstbewusstsein sollten in ihren Fähigkeiten gefördert und die Aufgabe immer so gewählt werden, dass diese zu einem positiven Ergebnis führt. So können sie ihre „innere" Kraft entwickeln und zunehmend auch sichtbare Spuren hinterlassen.
Einigen Kindern ist es unangenehm, den Stift mit angepasster Kraft zu umfassen und festzuhalten. Sie sind taktil überempfindlich und empfinden den Stift als unangenehm, z. B. zu hart, zu weich, pieksig oder klebrig. Mit ihnen zusammen sollte nach einer individuellen Lösung durch Ausprobieren verschiedener Stifte gesucht werden. Weiterhin gilt es, über ein zielgerichtetes therapeutisches Angebot eine gewisse Desensibilisierung der taktilen Überempfindlichkeit zu erreichen.

2.16 Bewegungsführung / Stiftführung / Tempo

Die exakte Bewegungsführung des Stifts ist wichtig, um Formen, Muster und Buchstaben formgetreu malen und schreiben zu können. Dazu ist die Bewegungsplanung und -vorwegnahme eine wichtige Voraussetzung. Das Kind „weiß" durch vielfältige Erfahrungen, wie es die Bewegung dosieren muss und hat eine Vorstellung davon, wie der Stift dazu ergriffen und gehalten wird.

Manche Kinder haben überschießende Bewegungen und können sich zu wenig steuern und bremsen. Dies ist bei ihnen häufig auch im Bereich der Groß- und Feinmotorik zu sehen und verstärkt sich bei der Stiftführung. Es gelingt ihnen nicht, das richtige Bewegungsausmaß zu finden und / oder rechtzeitig abzustoppen. Dabei werden z. B. beim Viereck Ecken gerundet, Striche zu lang gezogen, der Anfangspunkt z. B. beim Kreis oder Viereck nicht exakt getroffen und beim Ausmalen Begrenzungslinien übermalt.

Auch zum Schreiben braucht das Kind das „richtige" Tempo. Die Schreibbewegung darf nicht zu schnell sein, damit die Formkontrolle erhalten bleibt, aber auch nicht

zu langsam ausgeführt werden, da sonst keine Schreibdynamik entsteht und die Muskeln der Hand und Finger ständig aktiviert und wieder deaktiviert werden müssen.
Als Eigenversuch kann ein Kreis in einem selbst gewählten Tempo gemalt werden. Dieser gelingt in einer uns angenehmen Größe, ist relativ rund und geschlossen. Wird dieser Kreis zu schnell gemalt, wird der Anfangspunkt nicht getroffen und die Form ist mit großer Wahrscheinlichkeit weniger rund. Wird der Kreis zu langsam gemalt, ist die Linie verzittert, die Form durch starke visuelle Kontrolle allerdings korrekt.
Wird ein Kreis mit geschlossenen Augen gemalt, wird die Aufmerksamkeit verstärkt auf die taktil-kinästhetische Wahrnehmung gelenkt und ein Bewegungsmuster abgerufen, das durch die Vorerfahrung vieler gemalter Kreise im Gehirn gespeichert wurde. Die Qualität des so gemalten Kreises fällt entsprechend der gemachten Vorerfahrungen aus.

Kleinräumige Bewegungsführung:
Einige Kinder haften durch eine extrem kleinräumige Bewegungsführung auf der Stelle, wobei der Bewegungsübergang zwischen Pinzetten- und Zangengriff zu kleinräumig ausgeführt wird. Dadurch bleiben die Formen / Buchstaben extrem klein und Flächen können nur mit großem Zeitaufwand ausgemalt werden.

Die vertikale Größe einer gemalten Form oder eines geschriebenen Buchstaben wird durch die Auf- und Abbewegungen der Finger geregelt. Die horizontale Ausformung entsteht eher durch eine koordinierte Vor- und Zurückbewegung aus den Fingern heraus. Die Bewegung des Handgelenks spielt dabei eine untergeordnete Rolle, bzw. ist vor allem bei größeren Formen wichtig.

Tempo zu langsam:
Manche fein- und grafomotorisch ungeübte Kinder malen „verzitterte“ Linien. Dies ist zu beobachten, wenn sie Striche viel zu langsam und verhalten malen. Die Hand- und Fingermuskeln werden dabei ständig aktiviert und wieder deaktiviert und es entsteht somit kein gleichmäßiger Bewegungsfluss. Ein Tremor kann durch Stress ausgelöst und verstärkt werden, z. B., wenn das Kind fein- und grafomotorisch ungeübt ist und / oder unter Leistungsdruck steht.
Ist ein Tremor Ausdruck einer hirnorganischen Störung, kann er therapeutisch nur schwer beeinflusst werden. Zusammen mit dem Kind müssen Strategien entwickelt werden, wie es dennoch lesbar schreiben kann.

Förderung:
Die allgemeine Verbesserung der Hand- und Fingergeschicklichkeit durch vielfältige Betätigung im häusliche Umfeld sowie gezielte therapeutische Förderung der fein- und grafomotorischen Kompetenzen ist unbedingt erforderlich. Dazu gehören Dynamisierung- und Schwungübungen, teilweise auch in unterschiedlicher Schriftgröße und in Kombination mit Buchstaben oder Buchstabenverbindungen.

Tempo zu schnell:
Einige Kinder führen ihre Schreibbewegungen im Verhältnis zu ihrer noch unzureichend ausgebildeten Hand- und Fingermotorik zu schnell und somit ungenau aus. Somit gelingt die Form und Größe der Buchstaben und Buchstabenanbindungen nicht. Die Schrift ist unregelmäßig und / oder die Linien werden nicht eingehalten. Ein überstürztes Tempo kann ein Hinweis auf eine mangelnde Impulskontrolle, z. B. im Rahmen eines Hyperaktivitätssyndroms sein.

Förderung:
Die allgemeine Verbesserung der Hand- und Fingergeschicklichkeit durch vielfältige Betätigung im häuslichen Umfeld sowie gezielte therapeutische Förderung der fein- und grafomotorischen Kompetenzen ist unbedingt erforderlich.
Dabei sollte das Kind Erfahrungen mit Tempovariationen machen, d. h., lernen sich im Tempo zurückzunehmen und zu bremsen. Dazu eignen sich Übungen zur Tempovariationen in den „KIPAS“ aus den Programmen „Geschickte Hände zeichnen 3 / 4“.
Bei einigen Kindern gelingt diese „Selbstregulation“, indem sie bewusst und wiederholt zu sich selbst „stopp“ oder „langsam“ sagen, dabei „innehalten“ und ihr Tempo verringern. Sie können dadurch zunehmend ihr Arbeitstempo gezielter den „Arbeitsbedingungen“ und ihre motorischen Fähigkeiten anpassen.

Generell ist es sinnvoll und sollte auch das Ziel jeden Schreibunterrichts sein, dass möglichst von Anfang an in einem gewissen Tempo und dennoch in einer lesbaren Schrift mit einer individuell gefundenen Schreibweise der Buchstaben, Buchstabenanbindungen und den Unterbrechungen im Schreibfluss geschrieben wird. Das exakte „Einpassen“ in die Linien ist dabei eher hinderlich.
Eine geübte Hand- und Fingermotorik ist eine Grundvoraussetzung zur Speicherung vielfältiger automatisierter Grafo- und Schreibbewegungsmuster. Sind diese Bewegungsmuster gut ausgebildet, werden sie beim Schreiben „blitzschnell“ abgerufen und mit den ausgeführten Bewegungen verglichen. Somit können Schreibbewegungen bei Abweichungen verlangsamt, nochmals korrigiert und verfeinert werden.

3. Unterstützung linkshändiger Kinder im Bereich Malen / Schreiben

Linkshändige Kinder sollten zuhause, in der Kita und in der Schule möglichst bei der Wahl ihres Sitzplatzes, der geeigneten Schreibgeräte und anderer Gegenstände so unterstützt werden, dass sie ein ebenso günstiges Lernumfeld vorfinden wie rechtshändige Kinder.

Dazu gehören:

3.1 Arbeits- und Sitzplatz für linkshändige Kinder

Ein Linkshänder sollte mit dem linken Arm an der Außenseite des Tischs oder einer Tischreihe sitzen und links von einem Rechtshänder. An einem Tisch können auch 2 Linkshänder nebeneinander sitzen. Sitzen ein Linkshänder und ein Rechtshänder mit ihren Schreibarmen nebeneinander, stoßen beide möglicherweise mit den Ellenbogen zusammen. So zu sitzen ist vor allem bei Erstklässlern besonders ungünstig, da sie mit der gesamten Handhabung von Ranzen, Mäppchen und Schulheften noch sehr ungeübt sind und eigentlich mehr Platz brauchen, als ihnen auf dem Schultisch zur Verfügung steht.

Der Lichteinfall sollte von oben, von vorne oder rechts kommen, damit die Hand keinen Schatten wirft. Schulzimmer sind fast immer so aufgebaut, dass die Fenster auf der rechten Seite des Lehrers sind, wenn er vor der Klasse steht. Dies ist lediglich für den Lichteinfall der Rechtshänder günstig. Von daher ist es für Linkshänder wichtig, einen Sitzplatz möglichst in Fensternähe zu haben, da ihr Blatt immer vom linken Schreibarm beschattet wird (das ist besonders ungünstig, wenn noch Sehprobleme hinzukommen).

3.2 Schreibtischauflage für Linkshänder / Schreibhaltung

Beim Malen und Schreiben sollten die Kinder von Anfang an unterstützt und angeleitet werden, ihr Blatt um ca. 30° nach rechts geneigt und links von ihrer Mittelachse vor sich hin zu legen. In dieser Blattlage bleibt ihre Hand beim Schreiben günstig unterhalb der Linie. Sie sehen dadurch das geschriebene Wort besser und wischen mit ihrer Hand nicht darüber.
An die Schräglage des Blatts sollten sich die Kinder möglichst schon vor der Schule gewöhnen, da der Schreiblernprozess und das spätere Schreiben viel Aufmerksamkeit erfordert.

Dazu sind besonders gut die Linkshänderunterlagen von Frau Dr. B. Sattler geeignet. Sie sind im Ludwig-Auer-Verlag erschienen, rutschfest gummiert und in verschiedenen Farben erhältlich. (Materialien /Bezugsquellen)
Günstig ist es, diese Unterlage auch in der Schule im Schreiblernunterricht für alle Linkshänder einzusetzen und sie erst dann wegzulassen, wenn die Kinder die schräge Blattlage spontan einnehmen und beim Schreiben beibehalten. Beim Schreiben sollte die Hand wie bei einem Rechtshänder auf dem kleinen Finger und der Handkante aufliegen und unter der Linie geführt werden, in der geschrieben wird. Der Stift sollte nicht zu weit unten gehalten werden, da es sonst für linkshändige Kinder besonders schwierig ist, ihre geschriebenen Wörter zu sehen.
Wird die Schräglage zu schnell eingeführt, malt das Kind häufig seine senkrechten Striche zunächst schräg, d. h. seine gemalten Häuser, Menschen und Buchstaben „kippen" zur Seite. Einige wenige Kinder berichten sogar, dass ihnen anfänglich übel wurde, da sich ihr visuelles System nicht schnell genug an die Schräglage gewöhnen konnte.

Linkshändige Kinder brauchen immer weiche, gut schreibende Stifte, Tintenroller oder Füller, da es schwieriger ist, einen Stift zu schieben als den Stift, wie beim rechtshändigen Schreiben, zu ziehen.
Bei Schreiblernstiften muss auf Linkshändermodelle geachtet werden, da die Ausformung der Griffmulden eine andere ist, als bei Rechtshändermodellen.

Immer wieder ist zu beobachten, dass Linkshänder Schwierigkeiten haben, mit einem Füller zu schreiben. Für sie ist es häufig eine große Erleichterung, wenn sie nach dem Bleistift mit einem Faserstift oder Rollerpen schreiben können. In den meisten Bildungsplänen ist nicht formuliert, dass Kinder mit einem Füller schreiben müssen! (Kap. 2.14.1)

3.3 Schreibrichtung

Teilweise schreiben Linkshänder Buchstaben und Zahlen mit einem anderen Schreibablauf, als es die Richtungspfeile in den Schreibelehrgängen vorgeben. Sie schreiben immer wieder „umgekehrt" herum und beginnen mit einzelnen Buchstaben „von hinten". Die Gründe dafür sind, dass es für sie einfacher ist, waagerechte Striche von rechts nach links zu ziehen als anders herum und dass die bevorzugte Wahrnehmungsrichtung bei Linkshändern häufig von rechts nach links ist. Z. B. beginnen sie beim A mit der Schrägen rechts unten und ziehen den waagerechten Strich von rechts nach links. Beim E werden die waagerechten Striche ebenfalls von rechts nach links gezogen und das O schreiben sie häufig im Uhrzeigersinn.

Somit ist die Entstehung der Buchstabenformen oft eine andere, als sie bei der Einführung der Schrift gelehrt wird. Für die Einzelform eines Druckbuchstaben und auch der Zahlen spielt es keine besondere Rolle, in welche Richtung sie aufgebaut werden.
Allerdings kann es bei der Umstellung von der geschriebenen Druckschrift auf eine verbundene Schrift zu Schwierigkeiten mit der Schreibrichtung und mit der Anbindung zum Folgebuchstaben kommen. Von daher sollte bei linkshändigen Kindern von Anfang an verstärkt darauf geachtet werden, wie sie die Buchstaben schreiben, da es immer sehr schwierig ist, bereits automatisierte Bewegungsabläufe zu verändern.
Im Unterschied zum rechts schreibenden Kind, das den Stift zieht, muss der Linkshänder den Stift schieben und sollte zum Nachrücken der Hand nach zwei bis drei Buchstaben absetzen. Dieses Nachrutschen muss dem Kind unbedingt beim Schreiben-Lernen gezeigt werden. Dies ist ganz besonders wichtig, wenn es die „Lateinischen Ausgangsschrift“ oder „Schulausgangsschrift“ lernt, da diese Schriften keine „Luftsprünge“, wie bei der „Vereinfachten Ausgangsschrift“, innerhalb eines Worts vorsehen (siehe Kap. 5.2). Längere Wörter wie z. B. „Waschmaschine“ kann ein Linkshänder nicht ohne Unterbrechung und Nachrutschen schreiben. Versucht es das linkshändige Kind dennoch, muss es seine Finger immer mehr strecken und verkrampft sich dabei zusehends.

Auch Zahlen wie z. B. die 1 beginnt das linkshändige Kind häufig von unten und die 4 wird oftmals bei gleichem Formergebnis anders aufgebaut, als dies in den Schreiblehrgängen mit den Richtungspfeilen vorgesehen ist. Im Gegensatz zu Buchstaben ist es bei Zahlen allerdings unerheblich, wie diese bei gutem Formergebnis geschrieben werden, da es immer Einzelformen bleiben.
Wichtiger ist, darauf zu achten, wie Kinder mehrstellige Zahlen schreiben, damit es nicht zu Verdrehungen von Einern, Zehnern und Hundertern kommt. In der deutschen Sprache wird bei 2-stelligen Zahlen die „hintere“ Zahl zuerst gesprochen, z. B. bei 25 die 5. Das bereitet vor allem Kindern, die zusätzlich eine Störung in der Raumlagewahrnehmung haben, Probleme, vor allem, wenn die Richtung in einer mehrstelligen Zahl mehrfach wechselt, wie z. B. bei 25463. Kinder sollten sich unbedingt ein gleichbleibendes Schreibmuster für mehrstellige Zahlen angewöhnen.

3.4 Computer / Computermaus / Tastatur

Das Arbeiten am Computer ist eine Tätigkeit, die eine hohe Konzentration und meist auch eine komplexe intellektuelle Leistung erfordert.
Linkshändige Kinder verarbeiten motorische Reize hauptsächlich in der rechten Hirnhälfte, die für die linke Hand zuständig ist. Wenn sie das tägliche Arbeiten mit der Computer-Maus sowie das Tippen auf der Tastatur mit ihrer rechten Hand

ausführen, kann es zu Verarbeitungsstörungen im Gehirn kommen, ähnlich, wie wenn Linkshänder mit der rechten Hand schreiben. Konzentrationsprobleme und Schwierigkeiten mit der Richtungswahrnehmung können die Folge sein.

3.4.1 Computermaus

Eine nicht ergonomisch geformte Maus kann ohne großen Aufwand für die Bedienung mit der linken Hand umgestellt werden. Über die Systemsteuerung kann die Tastenbelegung der Maus auf links bzw. rechts umgestellt werden. Um dies nicht jedes Mal über das Steuerungsprogramm durchführen zu müssen, ist es sinnvoll, verschiedene Benutzer zu definieren.
Am besten ist es, wenn das Kind diesen Vorgang selber beherrscht, da meist an den Schulen keine speziellen Computerarbeitsplätze für Linkshänder eingerichtet sind und nicht alle Lehrer über gute PC-Kenntnisse verfügen. Neben der geänderten Maustastenbelegung sollte natürlich auf der linken Tischseite genügend Platz sein und das Mauspad auf der linken Seite liegen.

3.4.2 Computertastatur

Kinder, die noch nicht beidhändig tippen können, sollten unbedingt mit der linken Hand die Tastatur bedienen. Wenn Linkshänder langfristig nur mit der rechten Hand tippen, kann dies zu Verarbeitungsstörungen im Gehirn, u. a. mit Unsicherheiten in der Raumlage-Wahrnehmung führen und es kann zu Auslassungen und Vertauschungen von Buchstaben, Silben oder ganzen Wörtern kommen.

Von daher sollten Kinder möglichst früh das beidhändige Tippen erlernen. Auch hier gilt: Haben sich Bewegungsmuster „eingeschliffen“ (automatisiert), z. B. das Tippen „mit dem Adlersuchsystem“ ist es sehr schwierig, ein anderes Vorgehen einzuüben. Es gibt spezielle Tastaturen für Linkshänder, bei denen die Anordnung der Zeichen zwar gleich, der Nummernblock aber links ist. Diese Anschaffung ist für Kinder weniger wichtig und beim Laptop oder Tablet nicht erhältlich.

3.5 Lineal

Linkshändige Kinder ziehen den Strich an einem Lineal i. d. R. von rechts nach links entlang. Diese Ziehbewegung ist leichter und exakter auszuführen als den Strich von links nach rechts „zu schieben“. Beim Lineal für Linkshänder sind die Zahlen von rechts nach links angeordnet. Dies kommt zwar ihrer Blick- und Bewegungsrichtung entgegen, bedeutet aber, dass gegen die Richtung des Zahlenstrahls und der Lese-Schreibrichtung gearbeitet werden muss. Da dies viele Kinder verwirrt, ist vom Einsatz eines speziellen Linkshänderlineals eher abzuraten.

4. Schreibstörungen und feinmotorische Auffälligkeiten

4.1 Einführung

Häufig sind Schreibstörungen bei Kindern die Folge unbehandelter fein- und grafomotorischer Auffälligkeiten. Einige Kinder haben durch eine auffällige Stifthaltung oder mangelnde Stiftführung Probleme mit der Bewegungsgenauigkeit und somit der Formkontrolle beim Schreiben. Andere brauchen länger, um sich Buchstabenformen einzuprägen und wiederzugeben. Wieder andere Kinder schreiben zu schnell und unleserlich oder zu langsam bzw. müssen sich dabei so anstrengen, dass sie ihre Aufmerksamkeit kaum auf den Inhalt lenken können. Diese Kinder brauchen während des Schreiblernprozesses zielgerichtete Unterstützung, was häufig im Schulunterricht nicht gewährleistet werden kann. Somit brauchen sie zusätzliche Förderung oder spezielle therapeutische Angebote.

Um den fein- und grafomotorischen Entwicklungsstand der Kinder feststellen zu können, ist eine umfassende Befunderhebung unerlässlich. Speziell dazu wurde der **RAVEK** (**Rav**ensburger **E**rhebungsbogen fein- und grafomotorischer **K**ompetenzen) von uns aus den Erfahrungen jahrzehntelanger ergotherapeutischer Arbeit „aus der Praxis für die Praxis" entwickelt, an vielen Kindern erprobt und erstmals 2008 im Buch „Handgeschicklichkeit bei Kindern" veröffentlicht. Jetzt: „**RAVEK**-Handbuch" (Lit.)

4.2 Der RAVEK (Ravensburger Erhebungsbogen fein- und grafomotorischer Kompetenzen)

Der **RAVEK** ist das erste deutsche Befundinstrument zur Erfassung fein- und grafomotorischer Fähigkeiten sowie der Malentwicklung von Kindern. Er eignet sich zur Befundung bei Kindern von 5 bis 10 Jahren und kann sowohl im therapeutischen als auch im pädagogischen Bereich eingesetzt werden. Die Beobachtung der Malentwicklung ist allerdings eher bei Kindern vor dem Schreiben-Lernen informativ. Aus diesem Grund wird bei Schulkindern meist nur die fein- und grafomotorische Befunderhebung durchgeführt.
Zur Abklärung feinmotorischer Auffälligkeiten, die häufig eine Ursache für grafo- und schreibmotorische Probleme sein kann, ist die Erhebung über 10 Bewegungsfunktionen / Tätigkeiten konzipiert, die zu den Basiskompetenzen der Schreibbewegung zählen.

Zur Durchführung des RAVEK sind folgende Materialien erforderlich:

- Das Handbuch **RAVEK** (siehe Literatur)
  Diese Buch enthält eine ausführliche Anleitung zur Durchführung des **RAVEK** sowie vielfältige Erläuterungen zur Interpretation der Beobachtungen. Anhand von Beispielen werden Hinweise zu zielgerichteten Therapieansätzen und Fördermöglichkeiten dargestellt.
- Die CD-ROM mit dem vollständigen **RAVEK** (**Rav**ensburger **E**rhebungsbogen fein- und grafomotorischer **K**ompetenzen): Erhebungs- und Beobachtungsbögen zum Ausdrucken im DIN-A4-Format.
  Die Vorlagen „Ballone" 1–4 zur Beobachtung der grafomotorischen Kompetenz müssen unbedingt im DIN-A4-Format durchgeführt werden.
  Lediglich für grafomotorisch sehr ungeübte und jüngere Kinder kann der Ballon 1 auf DIN A3 vergrößert werden.
- Die in Kap. 4.2.2 dargestellten Materialien zur Erhebung der feinmotorischen Kompetenzen.
  Sie werden im Rahmen der 3-teiligen Zusatzausbildung „Fachtherapeut/in für Fein- und Grafomotorik nach Pauli / Kisch" zur Verfügung gestellt und können über die unten stehenden Internetadressen bestellt werden.

  Info und aktuelle Termine: www.fein-grafomotorik-fortbildung.de
  www.ergotherapie-ravensburg.de.

4.2.1 Abbildung des RAVEK

Um einen Überblick über den Inhalt des **RAVEK** zu geben, ist er hier in Kleinformat abgebildet.

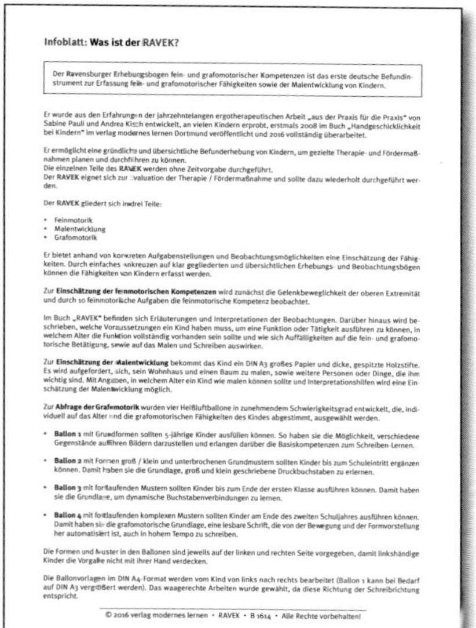

Infoblatt: **Was ist der RAVEK?**

Der Ravensburger Erhebungsbogen fein- und grafomotorischer Kompetenzen ist das erste deutsche Befundinstrument zur Erfassung fein- und grafomotorischer Fähigkeiten sowie der Malentwicklung von Kindern.

Er wurde aus den Erfahrungen der jahrzehntelangen ergotherapeutischen Arbeit „aus der Praxis für die Praxis" von Sabine Pauli und Andrea Kisch entwickelt, an vielen Kindern erprobt, erstmals 2008 im Buch „Handgeschicklichkeit bei Kindern" im verlag modernes lernen Dortmund veröffentlicht und 2016 vollständig überarbeitet.

Er ermöglicht eine gründliche und übersichtliche Befunderhebung von Kindern, um gezielte Therapie- und Fördermaßnahmen planen und durchführen zu können.
Die einzelnen Teile des **RAVEK** werden ohne Zeitvorgabe durchgeführt.
Der **RAVEK** eignet sich zur Evaluation der Therapie / Fördermaßnahme und sollte dazu wiederholt durchgeführt werden.

Der **RAVEK** gliedert sich in drei Teile:

- Feinmotorik
- Malentwicklung
- Grafomotorik

Er bietet anhand von konkreten Aufgabenstellungen und Beobachtungsmöglichkeiten eine Einschätzung der Fähigkeiten. Durch einfaches Ankreuzen auf klar gegliederten und übersichtlichen Erhebungs- und Beobachtungsbögen können die Fähigkeiten von Kindern erfasst werden.

Zur **Einschätzung der feinmotorischen Kompetenzen** wird zunächst die Gelenkbeweglichkeit der oberen Extremität und durch 10 feinmotorische Aufgaben die feinmotorische Kompetenz beobachtet.

Im Buch „RAVEK" befinden sich Erläuterungen und Interpretationen der Beobachtungen. Darüber hinaus wird beschrieben, welche Voraussetzungen ein Kind haben muss, um eine Funktion oder Tätigkeit ausführen zu können, in welchem Alter die Funktion vollständig vorhanden sein sollte und wie sich Auffälligkeiten auf die fein- und grafomotorische Betätigung, sowie auf das Malen und Schreiben auswirken.

Zur **Einschätzung der Malentwicklung** bekommt das Kind ein DIN A3 großes Papier und dicke, gespitzte Holzstifte. Es wird aufgefordert, sich, sein Wohnhaus und einen Baum zu malen, sowie weitere Personen oder Dinge, die ihm wichtig sind. Mit Angaben, in welchem Alter ein Kind wie malen können sollte und Interpretationshilfen wird eine Einschätzung der Malentwicklung möglich.

Zur **Abfrage der Grafomotorik** wurden vier Heißluftballone in zunehmendem Schwierigkeitsgrad entwickelt, die, individuell auf das Alter und die grafomotorischen Fähigkeiten des Kindes abgestimmt, ausgewählt werden.

- **Ballon 1** mit Grundformen sollten 5-jährige Kinder ausfüllen können. So haben sie die Möglichkeit, verschiedene Gegenstände auf ihren Bildern darzustellen und erlangen darüber die Basiskompetenzen zum Schreiben-Lernen.
- **Ballon 2** mit Formen groß / klein und unterbrochenen Grundmustern sollten Kinder bis zum Schuleintritt ergänzen können. Damit haben sie die Grundlage, groß und klein geschriebene Druckbuchstaben zu erlernen.
- **Ballon 3** mit fortlaufenden Mustern sollten Kinder bis zum Ende der ersten Klasse ausführen können. Damit haben sie die Grundlage, um dynamische Buchstabenverbindungen zu lernen.
- **Ballon 4** mit fortlaufenden komplexen Mustern sollten Kinder am Ende des zweiten Schuljahres ausführen können. Damit haben sie die grafomotorische Grundlage, eine lesbare Schrift, die von der Bewegung und der Formvorstellung her automatisiert ist, auch in hohem Tempo zu schreiben.

Die Formen und Muster in den Ballonen sind jeweils auf der linken und rechten Seite vorgegeben, damit linkshändige Kinder die Vorgabe nicht mit ihrer Hand verdecken.

Die Ballonvorlagen im DIN A4-Format werden vom Kind von links nach rechts bearbeitet (Ballon 1 kann bei Bedarf auf DIN A3 vergrößert werden). Das waagerechte Arbeiten wurde gewählt, da diese Richtung der Schreibrichtung entspricht.

© 2016 verlag modernes lernen • RAVEK • B 1614 • Alle Rechte vorbehalten!

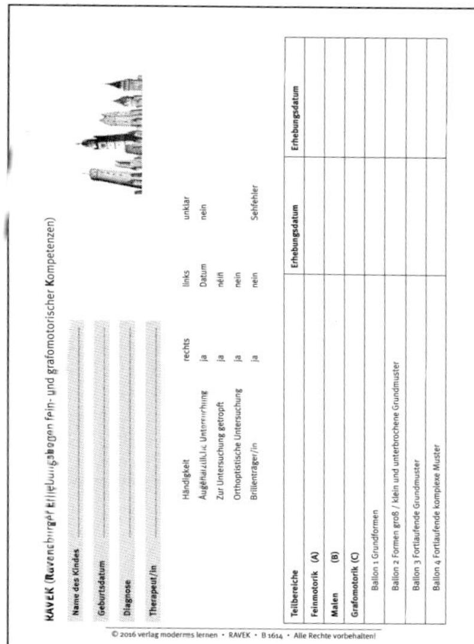

RAVEK (Ravensburger Erhebungsbogen fein- und grafomotorischer Kompetenzen)

Name des Kindes
Geburtsdatum
Diagnose
Therapeut/in

Händigkeit: rechts / links / unklar
Augenärztliche Untersuchung: ja / Datum / nein
Zur Untersuchung getropft: ja / nein
Orthoptistische Untersuchung: ja / nein
Brillenträger/in: ja / nein / Sehfehler

Teilbereiche	Erhebungsdatum	Erhebungsdatum
Feinmotorik (A)		
Malen (B)		
Grafomotorik (C)		
Ballon 1 Grundformen		
Ballon 2 Formen groß / klein und unterbrochene Grundmuster		
Ballon 3 Fortlaufende Grundmuster		
Ballon 4 Fortlaufende komplexe Muster		

© 2016 verlag modernes lernen • RAVEK • B 1614 • Alle Rechte vorbehalten!

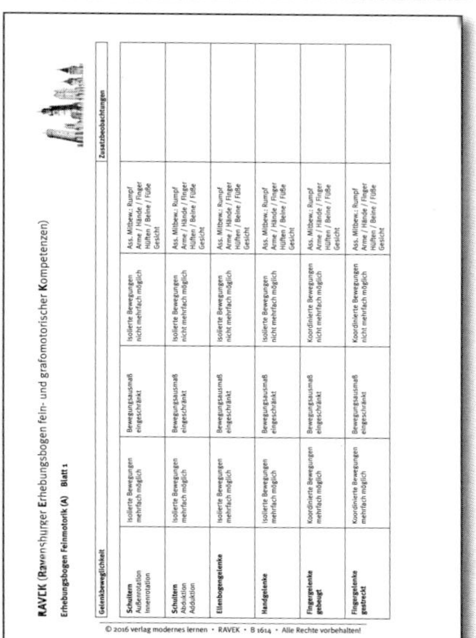

RAVEK (Ravensburger Erhebungsbogen fein- und grafomotorischer Kompetenzen)
Erhebungsbogen Feinmotorik (A) Blatt 1

Gelenkbeweglichkeit / Zusatzbeobachtungen
Schultern, Außenrotation, Innenrotation
Schultern, Abduktion, Adduktion
Ellenbogengelenke
Handgelenke
Fingergelenke gebeugt
Fingergelenke gestreckt

© 2016 verlag modernes lernen • RAVEK • B 1614 • Alle Rechte vorbehalten!

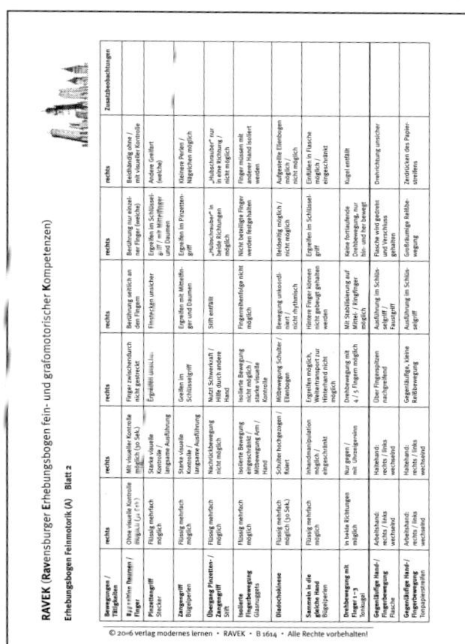

RAVEK (Ravensburger Erhebungsbogen fein- und grafomotorischer Kompetenzen)
Erhebungsbogen Feinmotorik (A) Blatt 2

© 2016 verlag modernes lernen • RAVEK • B 1614 • Alle Rechte vorbehalten!

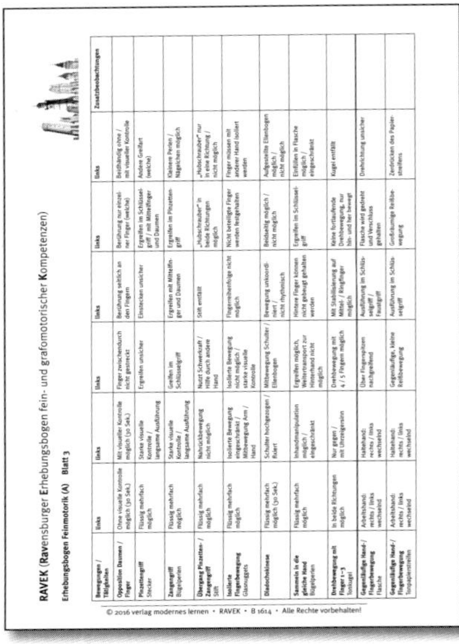

RAVEK (Ravensburger Erhebungsbogen fein- und grafomotorischer Kompetenzen)

Erhebungsbogen Feinmotorik (A) Blatt 3

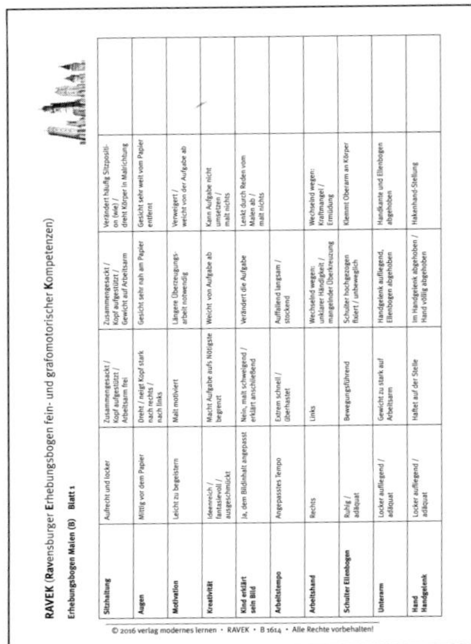

RAVEK (Ravensburger Erhebungsbogen fein- und grafomotorischer Kompetenzen)

Erhebungsbogen Malen (B) Blatt 1

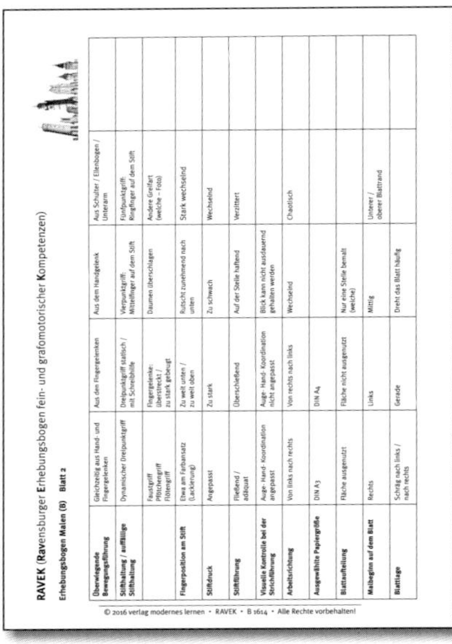

RAVEK (Ravensburger Erhebungsbogen fein- und grafomotorischer Kompetenzen)

Erhebungsbogen Malen (B) Blatt 2

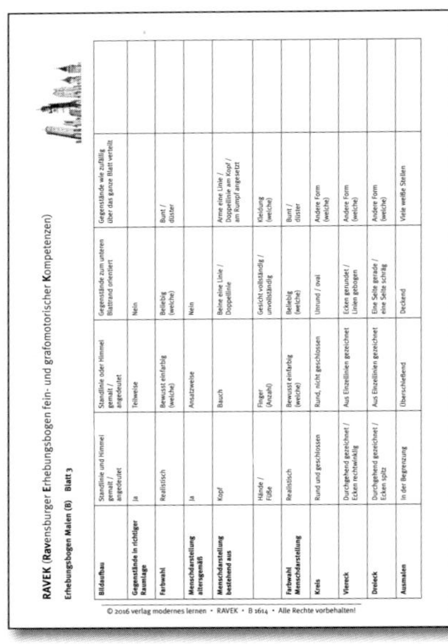

RAVEK (Ravensburger Erhebungsbogen fein- und grafomotorischer Kompetenzen)

Erhebungsbogen Malen (B) Blatt 3

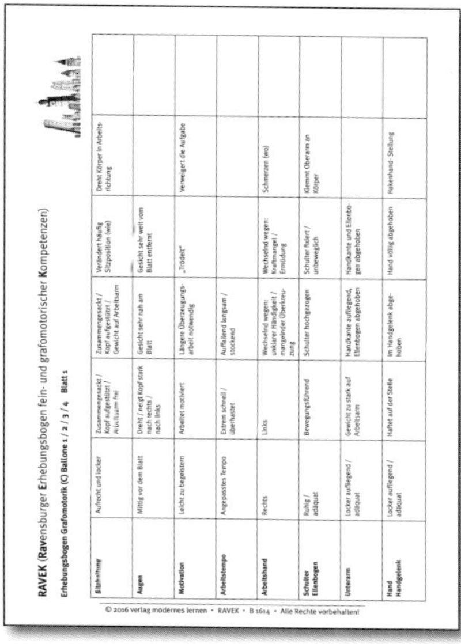

RAVEK (Ravensburger Erhebungsbogen fein- und grafomotorischer Kompetenzen)

Erhebungsbogen Grafomotorik (C) Ballone 1 / 2 / 3 / 4 Blatt 1

Sitzhaltung	Aufrecht und locker	Zusammengesackt / Kopf aufgestützt / Arbeitsarm frei	Zusammengesackt / Kopf aufgestützt / Gewicht auf Arbeitsarm	Verändert häufig Sitzposition (wie)	Dreht Körper in Arbeitsrichtung	
Augen	Mittig vor dem Blatt	Dreht / neigt Kopf stark nach rechts / nach links	Gesicht sehr nah am Blatt	Gesicht sehr weit vom Blatt entfernt		
Motivation	Leicht zu begeistern	Arbeitet motiviert	Längere Überzeugungsarbeit notwendig	„Trödelt"	Verweigert die Aufgabe	
Arbeitstempo	Angepasstes Tempo	Extrem schnell / überhastet	Auffallend langsam / stockend			
Arbeitshand	Rechts	Links	Wechselnd wegen: unklarer Händigkeit / mangelnder Überkreuzung	Wechselnd wegen: Kraftmangel / Ermüdung	Schmerzen (wo)	
Schulter Ellenbogen	Ruhig / adäquat	Bewegungsführend	Schulter hochgezogen	Schulter fixiert / unbeweglich	Klemmt Oberarm an Körper	
Unterarm	Locker aufliegend / adäquat	Gewicht zu stark auf Arbeitsarm	Handkante aufliegend, Ellenbogen abgehoben	Handkante und Ellenbogen abgehoben		
Hand Handgelenk	Locker aufliegend / adäquat	Haftet auf der Stelle	Im Handgelenk abgehoben	Hand völlig abgehoben	Hakenhand- Stellung	

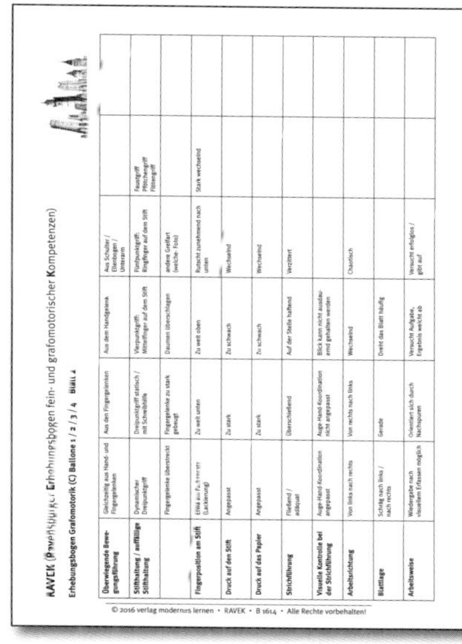

RAVEK (Ravensburger Erhebungsbogen fein- und grafomotorischer Kompetenzen)

Erhebungsbogen Grafomotorik (C) Ballone 1 / 2 / 3 / 4 Blatt 2

Überwiegende Bewegungsführung	Gleichzeitig aus Hand- und Fingergelenken	Aus den Fingergelenken	Aus dem Handgelenk	Aus Schulter / Ellenbogen / Unterarm		
Stifthaltung / auffällige Stifthaltung	Dynamischer Dreipunktgriff	Dreipunktgriff statisch / mit Schreibhilfe	Vierpunktgriff: Mittelfinger auf dem Stift	Fünfpunktgriff: Ringfinger auf dem Stift	Faustgriff Pfötchengriff Flötengriff	
	Fingergelenke überstreckt	Fingergelenke zu stark gebeugt	Daumen überschlagen	andere Greifart (welche- Foto)		
Fingerposition am Stift	Etwa am Farbansatz (Lackierung)	Zu weit unten	Zu weit oben	Rutscht zunehmend nach unten	Stark wechselnd	
Druck auf den Stift	Angepasst	Zu stark	Zu schwach	Wechselnd		
Druck auf das Papier	Angepasst	Zu stark	Zu schwach	Wechselnd		
Strichführung	Fließend / adäquat	Überschießend	Auf der Stelle haftend	Verzittert		
Visuelle Kontrolle bei der Strichführung	Auge-Hand-Koordination angepasst	Auge-Hand-Koordination nicht angepasst	Blick kann nicht ausdauernd gehalten werden			
Arbeitsrichtung	Von links nach rechts	Von rechts nach links	Wechselnd	Chaotisch		
Blattlage	Schräg nach links / nach rechts	Gerade	Dreht das Blatt häufig			
Arbeitsweise	Wiedergabe nach visuellem Erfassen möglich	Orientiert sich durch Nachspuren	Versucht Aufgabe, Ergebnis weicht ab	Versucht erfolglos / gibt auf		

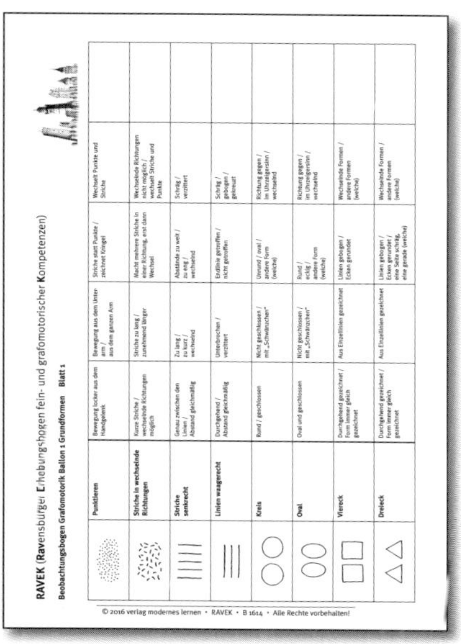

RAVEK (Ravensburger Erhebungsbogen fein- und grafomotorischer Kompetenzen)

Beobachtungsbogen Grafomotorik Ballon 1 Grundformen Blatt 1

	Punktieren	Bewegung locker aus dem Handgelenk	Bewegung aus dem Unterarm / aus dem ganzen Arm	Striche statt Punkte / zeichnet Kringel	Wechselt Punkte und Striche	
	Striche in wechselnde Richtungen	Kurze Striche / wechselnde Richtungen möglich	Striche zu lang / zunehmend länger	Macht mehrere Striche in einer Richtung, erst dann Wechsel	Wechselnde Richtungen nicht möglich / wechselt Striche und Punkte	
	Striche senkrecht	Genau zwischen den Linien / Abstand gleichmäßig	Zu lang / zu kurz / wechselnd	Abstände zu weit / zu eng / wechselnd	Schräg / verzittert	
	Linien waagerecht	Durchgehend / Abstand gleichmäßig	Unterbrochen / verzittert	Endlinie getroffen / nicht getroffen	Schräg / gebogen / gekreuzt	
	Kreis	Rund / geschlossen	Nicht geschlossen / mit „Schwänzchen"	Unrund / oval / andere Form (welche)	Richtung gegen / im Uhrzeigersinn / wechselnd	
	Oval	Oval und geschlossen	Nicht geschlossen / mit „Schwänzchen"	Rund / eckig / andere Form (welche)	Richtung gegen / im Uhrzeigersinn / wechselnd	
	Viereck	Durchgehend gezeichnet / Form immer gleich gezeichnet	Aus Einzellinien gezeichnet	Linien gebogen / Ecken gerundet	Wechselnde Formen / andere Formen (welche)	
	Dreieck	Durchgehend gezeichnet / Form immer gleich gezeichnet	Aus Einzellinien gezeichnet	Linien gebogen / Ecken gerundet / eine Seite schräg, eine gerade (welche)	Wechselnde Formen / andere Formen (welche)	

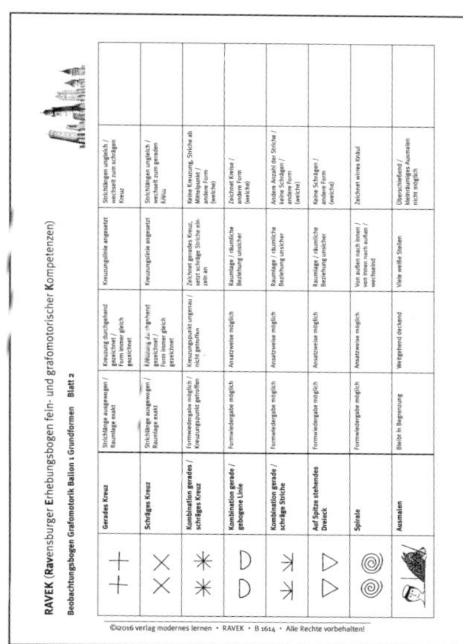

RAVEK (Ravensburger Erhebungsbogen fein- und grafomotorischer Kompetenzen)

Beobachtungsbogen Grafomotorik Ballon 1 Grundformen Blatt 2

	Gerades Kreuz	Strichlänge ausgewogen / Raumlage exakt	Kreuzung durchgehend gezeichnet / Form immer gleich gezeichnet	Kreuzungslinie angesetzt	Strichlängen ungleich / wechselt zum schrägen Kreuz	
	Schräges Kreuz	Strichlänge ausgewogen / Raumlage exakt	Kreuzung durchgehend gezeichnet / Form immer gleich gezeichnet	Kreuzungslinie angesetzt	Strichlängen ungleich / wechselt zum geraden Kreuz	
	Kombination gerades / schräges Kreuz	Formwiedergabe möglich / Kreuzungspunkt getroffen	Kreuzungspunkt ungenau / nicht getroffen	Zeichnet gerades Kreuz, setzt schräge Striche einzeln an	Keine Kreuzung, Striche ab Mittelpunkt / andere Form (welche)	
	Kombination gerade / gebogene Linie	Formwiedergabe möglich	Ansatzweise möglich	Raumlage / räumliche Beziehung unsicher	Zeichnet Kreise / andere Form (welche)	
	Kombination gerade / schräge Striche	Formwiedergabe möglich	Ansatzweise möglich	Raumlage / räumliche Beziehung unsicher	Andere Anzahl der Striche / keine Schrägen / andere Form (welche)	
	Auf Spitze stehendes Dreieck	Formwiedergabe möglich	Ansatzweise möglich	Raumlage / räumliche Beziehung unsicher	Keine Schrägen / andere Form (welche)	
	Spirale	Formwiedergabe möglich	Ansatzweise möglich	Von außen nach innen / von innen nach außen / wechselnd	Zeichnet wirres Knäul	
	Ausmalen	Bleibt in Begrenzung	Weitgehend deckend	Viele weiße Stellen	Überschießend / kleinräumiges Ausmalen nicht möglich	

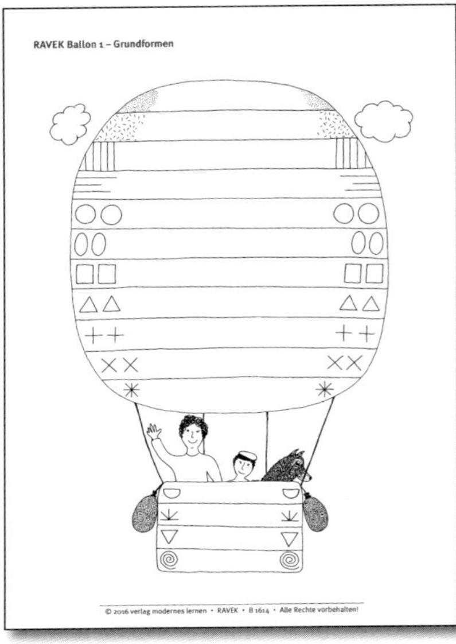
RAVEK Ballon 1 – Grundformen
© 2016 verlag modernes lernen • RAVEK • B 1614 • Alle Rechte vorbehalten!

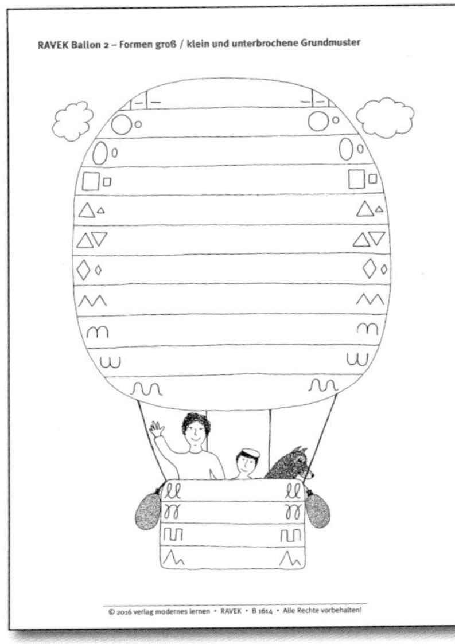
RAVEK Ballon 2 – Formen groß / klein und unterbrochene Grundmuster
© 2016 verlag modernes lernen • RAVEK • B 1614 • Alle Rechte vorbehalten!

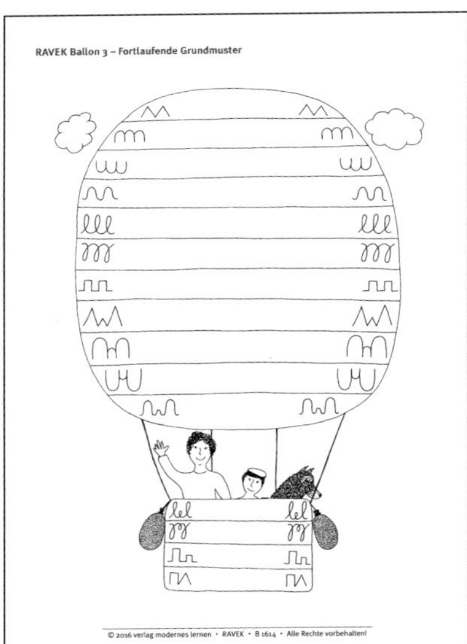
RAVEK Ballon 3 – Fortlaufende Grundmuster
© 2016 verlag modernes lernen • RAVEK • B 1614 • Alle Rechte vorbehalten!

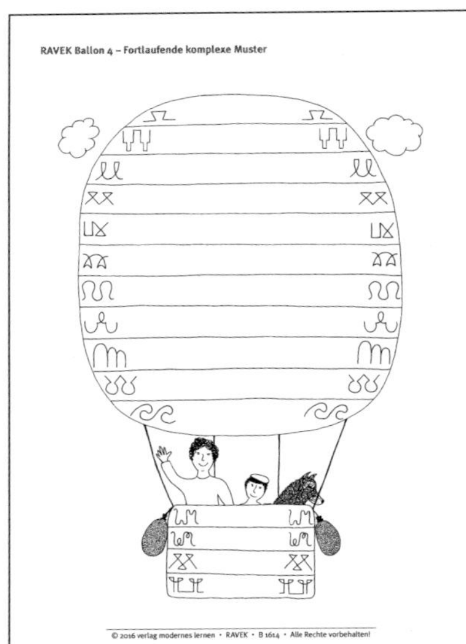
RAVEK Ballon 4 – Fortlaufende komplexe Muster
© 2016 verlag modernes lernen • RAVEK • B 1614 • Alle Rechte vorbehalten!

4.2.2 Materialien zur Erhebung der feinmotorischen Kompetenzen mit dem RAVEK

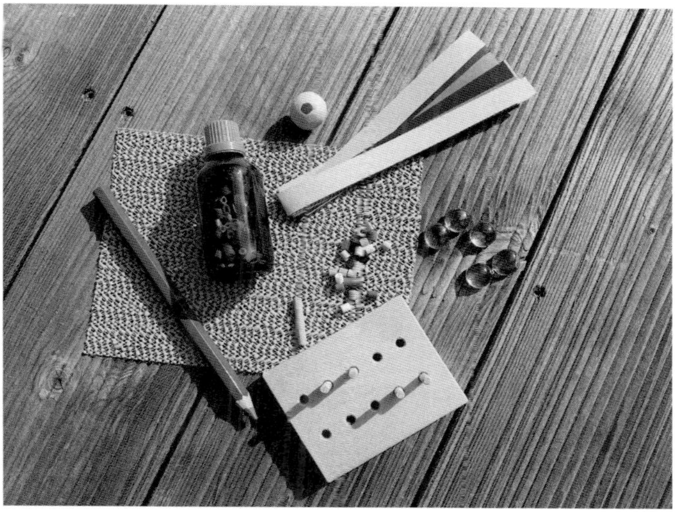

Abb. 16

- Rutschfeste Gummi-Unterlage
- 20 kleine „Bügelperlen"
- Kleines Steckbrett mit 3 cm langen Rundstäbchen (4 Stück, 5 mm Durchmesser), die 2 cm aus dem Steckbrett ragen
- Dicker, 6-eckiger Buntstift in Originallänge
- 5 Glasnuggets
- Tonkugel, ca. 2,2 cm Durchmesser
- 50-ml-Medizin-Tropfflasche mit schmalem, geriffeltem Drehverschluss
- 1,5 cm breite „Flechtstreifen" aus Tonpapier

(Das Material kann über die Internetadressen auf S. 76 bestellt werden.)

4.3 Erhebung der fein- und grafomotorischen Kompetenzen mit dem RAVEK

Im Folgenden werden die mit dem **RAVEK** beobachteten feinmotorischen Kompetenzen dargestellt und erläutert, wie sich Auffälligkeiten und Abweichungen von der durchschnittlichen Normalentwicklung bei der *Beobachtung* zeigen und wie sie sich auf die *feinmotorische Betätigung*, die *Grafomotorik* sowie auf das *Schreiben* von Kindern / Jugendlichen auswirken können.

Weiterhin werden zu den einzelnen Kompetenzen beispielhaft einige Fördermöglichkeiten aufgezeigt. Eine Vielzahl von weiteren Ideen befindet sich im Buch „Die Ravensburger Feinmotorikkiste“ (FeinMoKi).

Folgende 10 feinmotorische Kompetenzen werden mit dem RAVEK über konkrete Bewegungsaufgaben beobachtet:

- Opposition Daumen-Finger
- Pinzettengriff
- Zangengriff
- Übergang Pinzetten-Zangengriff
- Isolierte Fingerbewegung
- Diadochokinese
- Sammeln in die gleiche Hand
- Drehbewegung durch Finger 1-3 / 1-4
- Gegenläufige Hand- / Fingerbewegung mit einer Hand
- Gegenläufige Hand- / Fingerbewegung beider Hände

4.3.1 Opposition Daumen-Finger

Daumen und Finger werden nacheinander zuerst mit, dann ohne visuelle Kontrolle zusammen geführt. Zwischen jedem Zusammenführen eines Fingers mit dem Daumen werden alle Finger gestreckt, bevor der nächste Finger opponiert wird. Die Daumenkuppe sollte dabei möglichst die Fingerkuppen berühren.

Auffälligkeiten bei der Beobachtung: *Der Daumen wird nur ansatzweise zum Zeigefinger opponiert, er bleibt seitlich vom jeweiligen Finger. *Der Daumen kann zum Zeigefinger opponiert werden, aber nicht zu Mittel-, Ring- oder kleinem Finger. *Die korrekte Opposition ist nur mit visueller Kontrolle möglich.

Auswirkungen auf die feinmotorische Betätigung: *Es kann eine Ungeschicklichkeit bei allen Tätigkeiten im Pinzetten- und / oder im Zangengriff bestehen. *Sehr kleine Gegenstände zu erfassen ist schwierig; teilweise geschieht dies im Schlüsselgriff. *Geschicklichkeitsspiele wie z. B. Mikado können kaum erfolgreich durchgeführt werden.

Auswirkungen auf die Grafomotorik: *Der Dreipunktgriff wir nicht vollständig und / oder dauerhaft eingenommen. *Der Daumen wird ansatzweise opponiert, bleibt aber seitlich der Zeigefingerkuppe und / oder wird zu stark gestreckt, während sich die Langfinger beugen. Dadurch überschlagen einige Kinder / Jugendliche den Daumen bei der Stifthaltung.

Auswirkungen beim Schreiben: Um den Stift beim Schreiben gut führen und die kleinräumigen Formen der Buchstaben und Zahlen ausführen zu können, ist eine dynamische Fingergelenkbewegung erforderlich. Die Bewegung in den Fingerendgelenken gelingt für die Schreibbewegung am besten, wenn Daumen, Zeigefinger und Mittelfingerkuppe den Stift stabil halten und gleichzeitig eine hohe Mobilität aus den Fingergelenken möglich ist. (Kap. 2.14.3) Auf- und Abbewegungen aus den Fingergelenken bei Buchstaben mit überwiegend senkrechter Strichführung sind bei mangelnder Daumenopposition i. d. R. möglich (z. B. bei A / f / H / M / T / W). Erschwert sind runde, kleinräumige Schreibbewegungen, bei denen die Finger eine seitliche Bewegung ausführen müssen wie z. B. bei a, b, c, d, e und g.

Fördermöglichkeiten:

- Mit dem Daumen auf jeder Fingerkuppe der gleichen Hand Creme verreiben.
- Mit dem Daumen Klebepunkte von den Fingerkuppen der gleichen Hand entfernen.
- Ergreifen und Transportieren von kleinen Gegenständen, z. B. Bügelperlen, mit Daumen und je einem der anderen Finger.

4.3.2 Pinzettengriff

Aus einem Steckbrett werden dünne Stecker mit gestrecktem Daumen und Zeigefinger ergriffen und an anderer Stelle wieder eingesteckt.

Auffälligkeiten bei der Beobachtung: *Die Spitzen von Daumen, Zeige- sowie Mittelfinger werden nicht gestreckt zusammen geführt, sondern die Stecker werden im Zangengriff mit gebeugten Fingern erfasst und gehalten. *Die Stecker werden im Schlüsselgriff erfasst.

Auswirkungen auf die feinmotorische Betätigung: *Kleine Gegenstände können nur sehr schwer, gar nicht oder im Schlüsselgriff ergriffen werden; so können z. B. kleine Steckspiele kaum durchgeführt werden. *Es bestehen feinmotorische Probleme beim Spielen mit kleinen Gegenständen, Basteln und Gestalten.

Auswirkungen auf die Grafomotorik: *Der dynamische Dreipunktgriff ist nicht möglich. Der Stift wir mit überschlagenem Daumen oder mit stark gebeugten Fingern gehalten. *Die Bewegung wird weitgehend aus dem Handgelenk geführt. Dadurch ist eine fließende, kleinräumige Mal- und Schreibbewegung, die aus den Fingern erfolgen sollte, nicht möglich.

Auswirkungen beim Schreiben: Der Pinzettengriff ist zusammen mit dem Zangengriff eine Voraussetzung für den dynamischen Dreipunktgriff. Kann dieser nicht ausgeführt werden, ist eine fließende Schreibbewegung aus den Fingergelenken nicht möglich.

Fördermöglichkeiten:

- Steckspiele mit dünnen Steckern ausführen, z. B. als Würfelspiel je nach Würfelzahl entsprechend viele Stecker herausziehen und an anderer Stelle wieder einstecken.
- Stecknadeln aus einem Nadelkissen ziehen / hinein stecken.
- Kleinere Wäscheklammern benutzen und z. B. damit Karten an Spielpartner übergeben / einem Papp-Igel Klammern als „Stacheln" anklammern.

4.3.3 Zangengriff

Kleine Bügelperlen werden einzeln von einer rutschfesten Unterlage aufgenommen und in die andere Hand übergeben.

Auffälligkeiten bei der Beobachtung: *Beim Ergreifen von Bügelperlen von der Unterlage wird der Daumen nicht zur Zeigefingerkuppe geführt sondern seitlich davon; so werden die Perlen eher im Schlüsselgriff erfasst. *Die Perlen werden mit gestreckten Fingern im Pinzettengriff erfasst. Dadurch ist das Aufnehmen erschwert und misslingt teilweise.

Auswirkungen auf die feinmotorische Betätigung: *Das Ergreifen von sehr kleinen Gegenständen und Materialien, z. B. von Papierschnipseln, kleinen Glasperlen, Krümeln oder Fusseln gelingt kaum. *Das Hantieren mit Aufklebern, Klebestreifen und anderen, sehr kleinen Gegenständen wie Nägel oder Büroklammern, ist erschwert. *Wenn kleine Gegenstände im Pinzettengriff erfasst werden und die Bewegung nicht in den Zangengriff weiter geführt wird, können kleine Gegenstände nicht ohne Hilfe der anderen Hand in die gleiche Hand gesammelt werden.

Auswirkungen auf die Grafomotorik: *Beim Malen und Tätigkeiten mit einem stiftähnlichen Werkzeug, z. B. ritzen in Ton oder beim Arbeiten mit einer Prickelnadel werden die Finger überwiegend gestreckt gehalten. Dadurch ist eine kleinräumige Bewegung aus den Fingern nicht möglich. *Werden Stift und stiftähnliche Werkzeuge im Schlüsselgriff gehalten, ist die Fingerbeweglichkeit ebenfalls eingeschränkt.

Auswirkungen beim Schreiben: Durch eine Stifthaltung mit gestreckten Fingern oder im Schlüsselgriff ist die fließende Schreibbewegung aus den Fingergelenken eingeschränkt. Die Bewegung wird überwiegend aus dem Handgelenk geführt. Dadurch kommt es schnell zur Überlastung und die Schrift ist eher großräumig, ungleichmäßig und häufig unleserlich. Der Stift muss weit hinten gefasst werden, wenn die Finger zu stark gestreckt sind, damit die Stiftspitze auf das Papier aufgesetzt werden kann, ohne dass das Handgelenk zusätzlich abgehoben werden muss.

Fördermöglichkeiten:

- Sehr kleine Gegenstände von einer Unterlage aufnehmen, z. B. als Würfelspiel: Linsen / Getreidekörner / kleine Perlen / Nägel mischen, jeder Spieler nimmt sich die entsprechende Menge einer Sorte.
- Schnipsel einzeln von einer Unterlage aufnehmen und auf eine Klebefläche auflegen.
- Farbigen Sand auf eine Fläche, die mit Kleber bestrichen ist, rieseln lassen.
- Klebepunkte von der Trägerfolie abnehmen und Musterreihen aufkleben.

4.3.4 Übergang Pinzettengriff – Zangengriff

Das Kind hält einen dicken, 6-eckigen, langen Buntstift im Dreipunktgriff / Vierpunktgriff und „läuft“ mit wechselnden, nachrückenden Bewegungen zwischen Pinzetten- und Zangengriff von der Stiftspitze zum Ende des Stifts und wieder zurück. Der Arm kann dabei auf dem Ellenbogen und / oder dem Unterarm aufgestützt werden.

Auffälligkeiten bei der Beobachtung: *Die wechselnden, nachrückenden Bewegungen zwischen Pinzetten- und Zangengriff können nicht ausgeführt werden und der Stift entfällt. *Der Stift wird mit allen Fingern ergriffen und die Bewegung nicht mit den Fingerspitzen ausgeführt. *Teilweise kippen die Kinder die Hand und lassen den Stift mithilfe der Schwerkraft durch die Finger rutschen.

Auswirkungen auf die feinmotorische Betätigung: *Bei den meisten feinmotorischen Verrichtungen ist ein koordinierter Wechsel von Beuge- und Streckbewegungen der Finger erforderlich, wie z. B. beim Ergreifen von Bügelperlen von einer Unterlage und anschließendem Aufstecken auf eine Steckvorlage. *Das Ergreifen von sehr kleinen Gegenständen wie Fusseln, Krümeln oder Körnern gelingt kaum. *Ist der Übergang vom Pinzetten- zum Zangengriff kaum möglich, arbeiten Kinder entweder überwiegend mit gestreckten oder mit gebeugten Fingern und das Handgelenk wird vielfach zu feinen, kleinräumigen Bewegungen bewegungsführend eingesetzt. Kleben, Schneiden, Papierreißen und Knöpfeschließen etc. gelingt dadurch nur eingeschränkt. *Bei Fingerspielen fehlen fließende Bewegungsübergänge. *Das Sammeln oder Herausgeben kleiner Gegenstände wie Perlen oder Münzen in eine Hand / aus der Hand ohne Hilfe der anderen gelingt kaum oder gar nicht.

Auswirkungen auf die Grafomotorik: *Das Führen von Werkzeugen und Stiften beim Basteln, Malen und Gestalten erfordert ein häufiges Nachrutschen oder Nachgreifen, um eine günstige Platzierung der Finger zu erreichen bzw. zu korrigieren, z. B. wenn die Finger während des Malens am Stift nach unten rutschen. *Ist der Übergang vom Pinzetten- zum Zangengriff eingeschränkt, verharren die Kinder häufig in einer ungünstigen Stellung, z. B. zu weit unten oder zu weit oben am Stift / Werkzeug.

Auswirkungen beim Schreiben: Die Schreibbewegung erfolgt während des Schreiben-Lernens und im Verlauf der Automatisierung der Schreibbewegung zunehmend aus den Fingergelenken. Ist der Übergang vom Pinzetten- zum Zangengriff eingeschränkt, wird häufig mit überwiegend gestreckten oder gebeugten Fingergelenken geschrieben. Dadurch muss die Bewegung vermehrt aus dem Handgelenk geführt werden. Somit ist kleinräumiges, flüssiges Schreiben erschwert, Buchstaben und Zahlen gelingen kaum und die Kinder ermüden rasch. Die häufigen Richtungswechsel bei der verbundenen Schrift sind nur sehr schwer möglich und das Schreibtempo ist verlangsamt.

Fördermöglichkeiten:

- Würfelspiel „Klettermax“: Jeder Spieler läuft an einem Stift / einem chinesischen Essstäbchen / einem Mikadostäbchen so oft mit den Fingern entlang und dreht dann um, wie es der Würfel anzeigt. (Für feinmotorisch ungeübte Kinder ist ein dreieckiger Stift leichter zu handhaben.)
- Das Kind legt die Hand locker mit der Handkante auf und zieht eine Bleischnur oder Perlenkette, ähnlich einem „Rosenkranz“ mit Zeigefinger und Daumen unter die Handfläche.
- „Fingerhäkeln“ mit Schnüren.

4.3.5 Isolierte Fingerbewegung

Das Kind schnipst mit jedem Finger ein vor ihm liegendes Glasnugget weg. Die Bewegung der einzelnen Finger wird ohne Abschnipsen über den Daumen ausgeführt, der Daumen schnipst das Nugget seitlich. Das Handgelenk liegt dabei auf dem Tisch.

Auffälligkeiten bei der Beobachtung: *Das Handgelenk wird beim Schnipsen abgehoben, die Bewegung erfolgt aus dem Handgelenk oder aus dem ganzen Arm. *Die Bewegung eines einzelnen Fingers ist nicht möglich, alle anderen Finger bewegen sich mit. *Die Bewegung eines Fingers gelingt nur mit visueller Kontrolle und / oder dem Festhalten der anderen Finger. *Es wird über den Daumen geschnipst.

Auswirkungen auf die feinmotorische Betätigung: *Es bestehen Schwierigkeiten bei vielen komplexeren feinmotorischen Verrichtungen, z. B. beim Töpfern, Werken und Handarbeiten wie Häkeln oder Stricken. Hierzu ist eine gute Koordination und auch Dissoziation der einzelnen Finger erforderlich. Nur, wenn einzelne Finger bewusst ruhig gehalten werden können, während andere sich bewegen, gelingt es z. B., eine Tonarbeit glatt zu streichen.

Auswirkungen auf die Grafomotorik: *Das Halten und Führen von Stiften und stiftähnlichen Werkzeugen setzt voraus, dass die vorderen und hinteren Finger unabhängig voneinander bewegt werden können. Beim Malen oder beim Ritzen von Mustern z. B. in eine Tonplatte ist das Auflegen und Stabilisieren der Hand mit gebeugtem Ring- und kleinem Fingern eine wichtige Voraussetzung, damit der Stift / das Werkzeug mit den Fingern 1–3 mobil geführt werden kann.

Auswirkungen beim Schreiben: Wenn die vorderen und hinteren Finger nicht unabhängig voneinander bewegt werden können, kommt es häufig zu auffälligen Stifthaltungen. Entweder sind alle Finger gebeugt oder gestreckt. Teilweise werden ein oder mehrere Stützfinger auf den Stift aufgestellt. Dies führt zu massiven Verkrampfungen beim Schreiben und flüssiges, dynamisches Schreiben ist kaum möglich. Die Schreibbewegung muss dann überwiegend aus dem Handgelenk oder dem ganzen Arm geführt werden. Dies führt bei einigen Kindern zu einer unleserlichen Schrift und rascher Ermüdung.

Fördermöglichkeiten:

- Mit den Fingerkuppen Fingerfarbe aus kleinen Näpfen holen und damit Tupfen auf das Papier machen. Jeder Finger bekommt eine andere Farbe.
- Fingergymnastik: Die Hand mit gestreckten und leicht gespreizten Fingern locker auflegen. Die gestreckten Finger einzeln seitlich hin und her, nach oben und unten bewegen und wechselnd beugen und strecken.
- Einen dicken Stift einhändig etwa in der Mitte festhalten (Daumen unten, Finger oben – ähnlich wie eine Flöte) und die einzelnen Finger abwechseln über und unter den Stift führen.

4.3.6 Diadochokinese

Mit aufliegendem Unterarm werden schneller werdende Drehbewegungen im Unterarm von Pro- nach Supination und umgekehrt ausgeführt; anschließend die gleiche Bewegung mit aufgestelltem Ellenbogen ausführen. Beide Varianten sollten zuerst mit einer Hand, dann beidhändig, zunächst langsam und zunehmend schneller durchgeführt werden.

Auffälligkeiten bei der Beobachtung: *Die Drehbewegung erfolgt nur langsam oder schnell, aber unkoordiniert. *Teilweise zeigen Kinder heftige Ausweich- oder Mitbewegungen des anderen Arms, der Hand oder der Finger, des Kopfs, Rumpfs, der Schultern oder der Zunge.

Auswirkungen auf die feinmotorische Betätigung: *Viele feinmotorische Verrichtungen erfordern flüssige Pro- und Supinationsbewegungen, z. B. beim Memoryspiel, beim Aufziehen von Spielzeugen oder beim Fangen und Werfen von Bällen sowie beim Sammeln von kleinen Gegenständen in eine Hand. Können diese Bewegungen nicht flüssig koordiniert werden, sind auch alltägliche feinmotorische Tätigkeiten wie das Binden von Schuhen, das Schließen eines Reißverschlusses oder Zähneputzen erschwert. *Schraub- und Drehbewegungen beim Öffnen und Schließen von Flaschen oder Tuben gelingen nur langsam und mühsam.

Auswirkungen auf die Grafomotorik: *Beim Malen und bei Schwungübungen können keine fließenden Bewegungen durchgeführt werden. In Kombination mit der Handgelenkbewegung ist dazu eine ständige gut koordinierte, kleinräumige Mitbewegung im Unterarm erforderlich. *Ausmalen in alle Richtungen gelingen kaum, sodass das Malblatt gedreht wird oder das Kind hin und her rutscht. *Fortlaufende Muster in verschiedene Richtungen sowie die kontinuierliche Nachrutschbewegung bereiten große Schwierigkeiten.

Auswirkungen beim Schreiben: Die flüssige Schreibbewegung besteht aus einer gut koordinierten Kombination von Finger- und Handgelenkbewegung und einer sehr kleinräumigen Pro- und Supinationsbewegung. Der exakte Haltungshintergrund und die flüssige, koordinierte Bewegung des Unterarms bilden einen wichtigen Anteil der Schreibbewegung.

Fördermöglichkeiten:

- Klatschspiel: Eine Hand mit der Handfläche nach oben vor dem Körper halten, mit der anderen Hand abwechselnd mit Handfläche und Handrücken darauf klatschen.
- Im Sitzen beidhändig abwechselnd mit Handfläche und Handrücken auf die Oberschenkel klatschen.
- Karten umdrehen bei Spielen wie z. B. bei „Schnipp-Schnapp“ und „Memory“.
- Kordel aus Wolle drehen.
- Schrauben / Flügelschrauben ein- und ausdrehen.

4.3.7 Sammeln in die gleiche Hand

Etwa 10 kleine Bügelperlen werden mit Daumen und Zeigefinger einzeln von einer rutschfesten Unterlage aufgenommen und in die gleiche Hand eingesammelt. Die andere Hand bleibt unbeteiligt. Die Menge kann je nach Handgröße und Anstrengungsbereitschaft des Kindes variiert werden.

Auffälligkeiten bei der Beobachtung: *Daumen, Zeigefinger und Mittelfinger können nicht isoliert vom Ringfinger und vom kleinen Finger eingesetzt werden. Deshalb öffnen sich Ring- und kleiner Finger beim Ergreifen einer weiteren Perle und die vorhergehende entfällt. *Manche Kinder können zwar die Perlen in der hinteren Hand sammeln, danach aber Zeigefinger und Daumen nicht wieder ausreichend strecken, um eine neue Perle aufzunehmen; dies geschieht dann im Schlüsselgriff. *Teilweise ist zu beobachten, dass die Supination nicht vollständig ist, sodass die Perlen aus der Hand fallen. *Kinder, die Schwierigkeiten mit dieser Tätigkeit haben, sammeln die Perlen mit einer Hand auf und übergeben sie einzeln in die andere.

Auswirkungen auf die feinmotorische Betätigung: *Die Schwierigkeit beim Sammeln der Perlen zeigt auf die mangelnde isolierte Bewegungsfähigkeit der vorderen und hinteren Finger hin. *Es besteht eine Ungeschicklichkeit bei vielen feinmotorischen Verrichtungen, beim Basteln und Gestalten, aber auch bei alltäglichen Verrichtungen wie z. B. Schuhe binden.

Auswirkungen auf die Grafomotorik: *Durch die mangelnde isolierte Bewegung der vorderen und hinteren Finger kommt es häufig zu unökonomischen Haltungen von Stiften und Pinseln. *Beim Malen und Schreiben werden mitunter alle Finger gestreckt oder gebeugt. Finger 4 und 5 können nicht stabil gebeugt gehalten werden, während Finger 1–3 mobil sind. *Manche Kinder können den Dreipunktgriff einnehmen, strecken aber den Ring- und den Kleinfinger aus, sodass die Hand beim Malen und Schreiben nicht stabil aufgestützt ist. Der Stift muss dadurch sehr weit hinten gehalten werden.

Auswirkungen beim Schreiben: Durch unökonomische Stifthaltungen ist eine fein koordinierte Schreibbewegung sehr stark eingeschränkt. Die Hand ermüdet schnell, die Schrift wird zunehmend unleserlich und ausdauerndes, anstrengungsfreies Schreiben ist kaum möglich.

Fördermöglichkeiten:

- In Form eines Würfelspiels kleine Gegenstände (Bügelperlen / Knöpfe / Bohnenkerne / Glasnuggets / Geld / Spielmünzen ohne Hilfe der anderen Hand in die dominante Hand sammeln und einzeln wieder ablegen, z. B. in ein aufgezeichnetes Raster oder in die Vertiefungen eines Lochbretts.
- Bei Schiebespielen und grafomotorischen Übungen können kleinere Gegenstände, wie z. B. ein Muggel- oder Trommelstein / kleine Pompons oder eine Muschel mit Finger 4 und 5 gehalten werden.

4.3.8 Drehbewegung mit Finger 1–3 / 1–4 mit einer mittelgroßen Tonkugel

Eine mittelgroße, nicht ganz glatte Tonkugel (ca. 2,2 cm Durchmesser), mit einem farbigen Punkt als Markierung, wird mehrfach zwischen Finger 1–3 oder 1–4 erst in die eine Richtung, dann entgegengesetzt gedreht. Die Markierung sollte dabei nach oben zeigen. Dadurch wird die Drehbewegung besser sichtbar.

Auffälligkeiten bei der Beobachtung: *Die Kugel wird nicht im Dreipunktgriff, sondern im Vierpunktgriff bewegt. Eine Drehbewegung im Dreipunktgriff auszuführen ist schwieriger. Somit ist dabei die Koordinationsfähigkeit der Finger besser. *Die Kugel wird zunächst im Dreipunktgriff erfasst. Zunehmend geraten die Finger in Beugung oder Streckung und / oder in den Schlüsselgriff und können nicht umgreifen, sodass die Kugel nicht weiter transportiert wird. *Die Kugel kann nur in eine Richtung gedreht werden oder wird hin- und herbewegt. Für Rechtshänder ist die Drehbewegung im Uhrzeigersinn i. d. R. einfacher als gegen den Uhrzeigersinn, für Linkshänder ist es genau anders herum. *Teilweise kann die Supination nicht ausreichend eingenommen und gehalten werden, sodass die Kugel entfällt.

Auswirkungen auf die feinmotorische Betätigung: *Kann die Kugel nicht gedreht werden, weist dies auf Schwierigkeiten beim Übergang vom Pinzetten- zum Zangengriff und / oder mangelnde Koordination der stifthaltenden Finger hin oder zeigt, dass die vorderen und hinteren Finger nicht isoliert voneinander bewegt werden können. Dies wirkt sich ungünstig auf viele alltägliche feinmotorische Verrichtung wie z. B. Essen, Binden von Schuhen oder Basteln aus. *Drehbewegungen mit den Fingerspitzen wie z. B. beim Zwirbeln von Seidenpapier oder Streubewegungen beim Ausstreuen von Zucker, Salz oder buntem Sand sind kaum möglich.

Auswirkungen auf die Grafomotorik: *Die Beweglichkeit der Finger 1–3 ist bei allen grafomotorischen Tätigkeiten mit einem Stift oder einem stiftähnlichen Werkzeug unerlässlich. Manche Kinder können zwar einen Dreipunktgriff einnehmen, dieser bleibt aber starr und unbeweglich. *Bei einigen Kindern ist der Dreipunktgriff zu kraftlos. Sie rutschen am Stift nach unten und eine exakte, dynamische Stiftführung ist nicht möglich. *Mitunter ist der Tonus niedrig und wird durch einen hohen Druck auf den Stift / das Werkzeug kompensiert. Dadurch werden dynamische Bewegungen der Finger eingeschränkt.

Auswirkungen beim Schreiben: Ist die Beweglichkeit der Finger 1–3 eingeschränkt, wird die Schreibbewegungen stärker vom Handgelenk gesteuert. Wechselnde, fließende Schreibbewegungen in sämtliche Richtungen gelingen kaum und flüssiges, anstrengungsfreies, schnelles Schreiben ist nicht möglich.

Fördermöglichkeiten:

- Umgedrehte Flaschenschraubdeckel mit einer Perle / Murmel darin als „Karussell“ drehen. Um die Runden besser zählen zu können, sollte an die Seite des Schraubdeckels ein senkrechter Strich gemalt werden.
- Kleinere Alltagsgegenstände wie Radiergummi / Spitzer / Münze / Haarspange / Büroklammer / Füllerkappe zwischen Finger 1–3 / 1–4 durch Umgreifen der Finger mehrfach in beide Richtungen drehen.

4.3.9 Gegenläufige Hand- / Fingerbewegung mit einer Hand

Eine 50 ml-Medizin-Flasche mit einem dünnen, geriffelten Schraubverschluss wird über gegenläufige Hand- und Fingerbewegungen geöffnet und wieder geschlossen. Die andere Hand hält die Flasche fest.

Auffälligkeiten bei der Beobachtung: *Das Kind greift nicht um und dreht dadurch den Verschluss hin und her. *Die haltende Hand bewegt sich mit und / oder arbeitet der Arbeitshand nicht sinnvoll zu. *Die Drehbewegung wird nicht kleinräumig, primär aus den Fingern durchgeführt, sondern mit Einsatz der gesamten Hand und der Bewegungsführung aus dem ganzen Arm.

Auswirkungen auf die feinmotorische Betätigung: *Durch die mangelnde Drehbewegung gibt es Probleme beim Auf- und Zuschrauben von Flaschen, Wasserhähnen und Aufziehspielzeug. *Schwierigkeiten bereitet häufig auch das Sammeln von kleinen Gegenständen in die gleiche Hand, weil dazu ebenfalls eine permanente, wechselnde Drehbewegung erforderlich ist.

Auswirkungen auf die Grafomotorik: Durch die mangelnde Bewegungskoordination von Fingern, Handgelenk und Unterarm sind beim Ausmalen kaum flüssige Bewegungen in alle Richtungen möglich. Das Kind muss häufig das Blatt oder den Körper beim Ausmalen und Zeichnen von fortlaufenden Mustern in alle Richtungen drehen.

Auswirkungen beim Schreiben: Die flüssige Koordination der Finger im Zusammenspiel mit den Bewegungen des Handgelenks und des Unterarms ist die Grundvoraussetzung für die Schreibbewegung. Bei Einschränkungen ist flüssiges, anstrengungsfreies, schnelles Schreiben kaum möglich.

Fördermöglichkeiten:

- Als Würfelspiel zwischen 2 Partnern an einer Sammlung von Schraubflaschen alle Deckel auf- und zuschrauben.
- An einem Schraubbrett verschieden große Muttern auf- oder abschrauben.
- Aufziehspielzeug aufziehen.
- Aus Streifen von Seidenpapier „Blütenstängel“ drehen.

4.3.10 Gegenläufige Hand- / Fingerbewegung beider Hände

Das Kind bekommt einen 1,5 cm breiten Streifen aus farbigem Tonpapier und reißt diesen mit den Fingerspitzen durch gegenläufige Bewegungen der beiden Hände in kleine Schnipsel.

Auffälligkeiten bei der Beobachtung: *Das Kind versucht, das Papier lediglich durch Auseinanderziehen zu zerreißen. Dabei bewegt es nicht die Finger, sondern führt die Bewegung mit dem ganzen Arm aus. *Der Übergang vom Pinzettengriff zum Zangengriff ist kaum vorhanden, so dass die Kante des Papiers nicht exakt mit den Fingerspitzen ergriffen werden kann. *Das Kind zerdrückt das Papier und versucht, es durch Drehen und Auseinanderziehen zu zerreißen. *Die Halte- und Arbeitshand sind nicht ausgeprägt. Dadurch hat das Kind keinen Bewegungsplan, welche Hand in welche Richtung reißen muss.

Auswirkungen auf die feinmotorische Betätigung: Durch eine mangelnde Koordination und Dissoziation der Hände ist eine allgemeine feinmotorische Ungeschicklichkeit der Kinder zu beobachten. Dies zeigt sich ganz besonders, wenn eine Hand halten und die andere agieren muss wie z. B. beim Spitzen, Schneiden und Schrauben.

Auswirkungen auf die Grafomotorik: *Durch mangelnde Ausprägung von Arbeits- und Haltehand hält das Kind häufig das Arbeitsblatt nicht fest. *Fortlaufende Muster sind kaum exakt und dynamisch möglich, da die Bewegungen mehr aus dem Handgelenk oder dem ganzem Arm geführt werden.

Auswirkungen beim Schreiben: Die Druckbuchstaben und Zahlen gelingen annähernd, können aber nicht exakt in die Zeilen oder in Kästchen platziert werden, da die Feinsteuerung der Bewegung misslingt. Beim Schreiben einer verbundenen Schrift sind schnell wechselnde Bewegungen in gegenläufige Richtungen kaum möglich und der Schreibprozess ist langsam.

Fördermöglichkeiten:

- Papierschnipsel zur Herstellung von Papiermaschee reißen.
- Papierstreifen oder vorgegebene -formen für eine Collage ausreißen.
- Altpapier in Streifen reißen und die „Fännchen“ später als Dekoration an ein Seil klammern.

4.4 Erhebung der grafomotorischen Kompetenzen mit Ballon 1–4 aus dem RAVEK

Die grafomotorischen Kompetenzen von Kindern bilden als Vorläuferfähigkeiten zum Schreiben eine wichtige Grundlage.

Die Ergänzung der vorgegebenen Formen und Muster auf den 4 verschiedenen Ballonvorlagen ermöglicht eine systematische Erfassung grafomotorischer Kompetenzen bei Kindern von 5 bis 10 Jahren.
Die Ballonvorlagen und Erhebungsbögen können von der CD-ROM im DIN A4-Format ausgedruckt werden.
Der steigende Schwierigkeitsgrad entspricht der normalen grafomotorischen Entwicklung von Kindern. Die Ballone sind handgezeichnet, um die Kinder nicht durch eine „perfekte“ Vorgabe zu entmutigen. Die waagerechte Zeichenrichtung wurde gewählt, weil diese einfacher zu bearbeiten und zu beurteilen ist, als flächig gezeichnete Vorlagen und entspricht der Schreibrichtung. Alle, auch linkshändige

Kinder werden instruiert, von links nach rechts zu zeichnen. Wenn Linkshänder die Richtung wechseln und von rechts nach links zeichnen, wird dies zunächst nicht korrigiert, sondern die Schwierigkeit, die Richtung einzuhalten, dokumentiert. Die Aufgabe kann sowohl verbal erklärt, als auch für jüngere Kinder oder für Kinder mit Schwierigkeiten im Sprachverständnis vorgemacht werden. Bestehen Unsicherheiten in der Formwiedergabe, dürfen die vorgegebenen Formen und Muster vor dem Vervollständigen der Reihe nachgezeichnet werden.

Es wird ein ergonomisch angepasster Arbeitsplatz angeboten, Änderungen der Sitzhaltung und / oder Blattlage sowie der Stifthaltung beobachtet und notiert, aber nicht korrigiert.

Es ist immer günstiger, mit einem einfacheren Ballon anzufangen, um das Kind nicht zu überfordern. Keineswegs müssen alle Ballone durchgearbeitet werden, z. B. wird für ein Kind in der 2. Klasse Ballon 3 gewählt. Ist es mit der Bearbeitung überfordert, kann auf Ballon 2 gewechselt werden, ohne dass Ballon 3 fertig bearbeitet wird. Gelingt Ballon 3 gut, wird dem Kind Ballon 4 zur Bearbeitung angeboten. Die Vorgaben des Ballons sollten von oben nach unten bearbeitet werden. Es ist aber auch möglich, die Reihenfolge zu verändern, z. B. sie vom Kind auswählen zu lassen. Die Motive des Ballons sind einfacher als die des Korbes. Ist es für ein Kind schwierig, die Motive im Ballon zu ergänzen, sollte auf die Bearbeitung des Korbes verzichtet werden.

Die Personen, Sandsäcke und Wolken sind zur Erhebung der Kompetenz des Ausmalens vorgesehen.
Um Therapiefortschritte zu evaluieren, kann nach einer gewissen Übungsepoche (z. B. nach 10 Therapieeinheiten) der gleiche und der nächstschwierigere Ballon durchgeführt werden. Kopien davon oder vom Beobachtungsbogen können, z. B. als Anlage bei Arztberichten, die Therapiefortschritte dokumentieren.

Um Auffälligkeiten, vor allem von jüngeren Kindern vor dem Schuleintritt oder während des Schriftspracherwerbs erfassen zu können, eignen sich die beiden Heißluftballone 1 und 2. Jüngeren und grafomotorisch sehr ungeübten Kindern kann Ballon 1 auf DIN A3 vergrößert angeboten werden. Es ist möglich, nur Teile des Ballons während einer Therapieeinheit, z. B. auch innerhalb eines Parcours, vom Kind bearbeiten zu lassen. Dazu sollte es sich immer an einen Tisch setzen.
Bei älteren Kindern werden die Ballone 3 und 4 zur grafomotorischen Abfrage verwendet und werden auch im **RAVEK-S** eingesetzt. (Kap. 7)

Zur Bearbeitung von Ballon 1 sollte den jüngeren Kindern dicke, gut gespitzte Buntstifte zur Verfügung gestellt werden. Helle Farben sind nicht geeignet, da die Striche kaum sichtbar und auf Kopien schlecht zu erkennen sind.

Ansonsten sollten gut gespitzte, dicke Bleistifte mit relativ weichen Minen angeboten werden. Bei älteren Kindern, die überhaupt nicht mehr mit dem Bleistift arbeiten, kann auch der im Schulalltag benutzte Stift eingesetzt werden.

Ballon 1

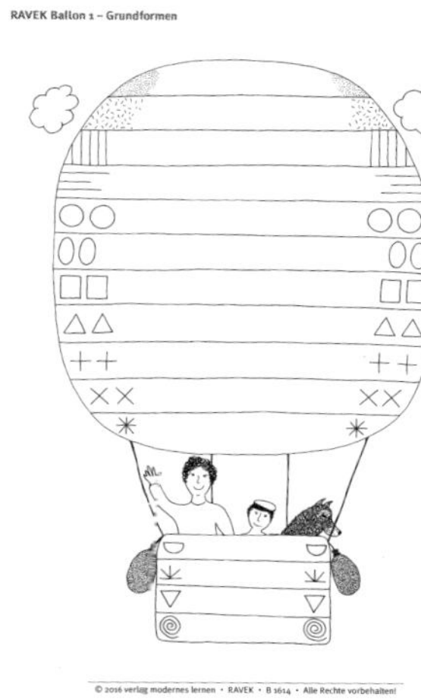

Ballon 1 mit Grundformen sollten 5-jährige Kinder ausfüllen können. Über die Formen haben sie die Möglichkeit, verschiedene Gegenstände auf ihren Bildern darzustellen und erlangen damit die grafomotorische Basiskompetenz zum Schreiben-Lernen. Aus diesen Formen setzen sich alle Druckbuchstaben zusammen.

Ballon 2

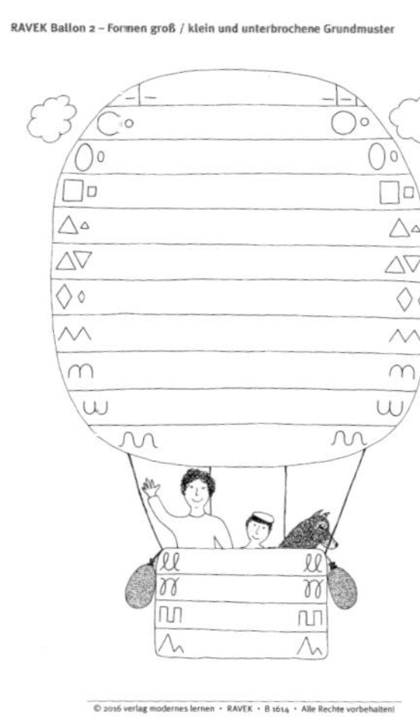

Ballon 2 mit Formen verschiedener Größe sowie unterbrochenen Grundmustern sollten Kinder bis zum Schuleintritt ergänzen können. Damit haben sie die grafomotorische Grundlage, groß- und kleingeschriebene Druckbuchstaben zu erlernen.

Ballon 3

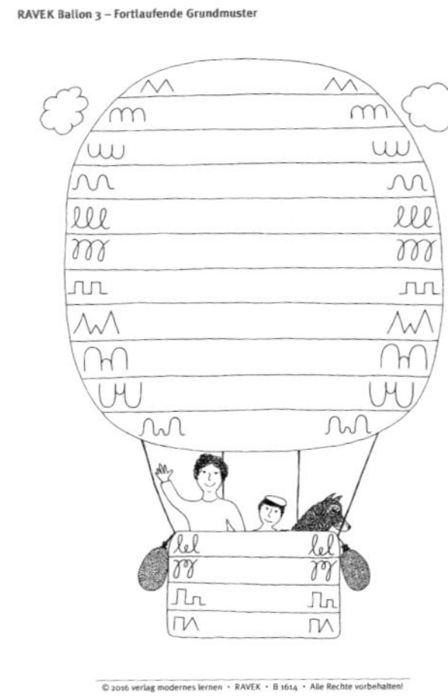

Ballon 3 mit fort laufenden Grundmustern sollten Kinder bis spätestens zum Ende der ersten Klasse durchführen können. Damit haben sie die grafomotorische Grundlage, um Buchstabenverbindungen zu erlernen und diese mit dynamischen Bewegungen auszuführen.

Ballon 4

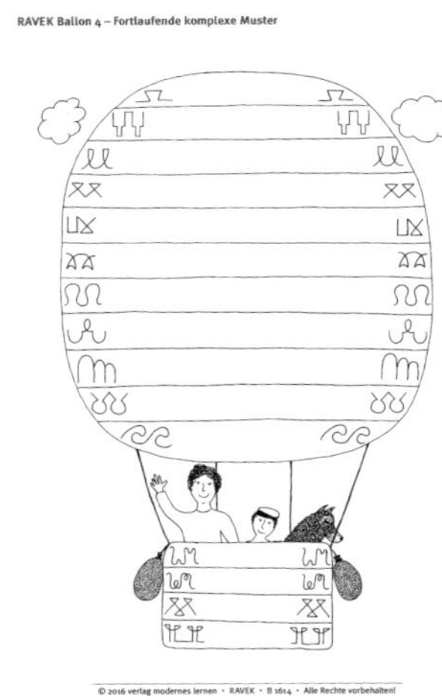

Ballon 4 mit fortlaufenden komplexen Mustern sollten Kinder am Ende des zweiten Schuljahres ausführen können. Formen und Muster werden im Verlauf der Grundschulzeit zunehmend formgetreuer, flüssiger, in der richtigen Größe und mit gleichmäßigen Abständen wiedergegeben. Somit haben die Kinder die grafomotorische Grundlage, eine lesbare Schrift, die von der Bewegung und der Formvorstellung her automatisiert ist, auch in hohem Tempo zu schreiben.

5. Schriften

Das Erfassen von Schreibstörungen bei Kindern und Jugendlichen setzt ein umfassendes, spezielles Fachwissen über die vielen Aspekte des Schriftspracherwerbs in den Schulen, des Schreibens und der speziellen Probleme der einzelnen Schriften voraus. Weiterhin ist es wichtig zu wissen, dass das Schreiben-Lernen in den festgelegten Lineaturen der ersten 3 Klassen häufig mit ein Grund für Schreibstörungen ist.

5.1 Linien

Die Vorgabe von Schreiblineaturen soll die Orientierung im Schreibraum erleichtern. Teilweise wird die Verwendung einer bestimmten Lineatur in den Bildungsplänen der Bundesländer für die einzelnen Klassenstufen vorgegeben.

Schreibanfänger beginnen in Deutschland i. d. R. mit einer dreiteiligen Lineatur. Für sie und wahrnehmungsgestörte Kinder müssen unbedingt Hefte benutzt werden, bei denen die einzelnen Liniensysteme farblich voneinander abgesetzt sind (Abb. 17). In Heften, die nur Linien haben, finden sich die Kinder kaum zurecht.
In der Linierung für die 2. Klasse werden die Abstände der vier Linien enger.
Die Linierung ab der 3. Klasse legt über 2 Linien lediglich die Größe der Mittellänge bei den Buchstaben fest. Darüber bietet sie eine individuelle Schreibmöglichkeit für die Ober- und Unterlänge der Buchstaben. Manche Schüler kommen allerdings erst mit der Linierung ab der 4. Klasse, die nur noch die Grundlinie als Orientierung vorgibt, in ein freieres, schnelleres Schreiben.

Neuere Studien besagen, dass eine mehrbändige Lineatur die Schreibgeläufigkeit eher hemmt, als sie fördert. Kinder lernen auch ohne Linienvorgaben in den richtigen Proportionen und waagerecht schreiben, wie dies z. B. in den Waldorfschulen unterrichtet wird. Dort bekommen die Kinder bereits vor dem Schreiben-Lernen über vielfältiges Formenzeichnen ein Gespür für Formen, Größenverhältnisse und die Abstände zwischen Formen und somit den Wörtern vermittelt. (Kap. 9.9)

5.1.1 Linienstrukturen der Klassen 1 und 2

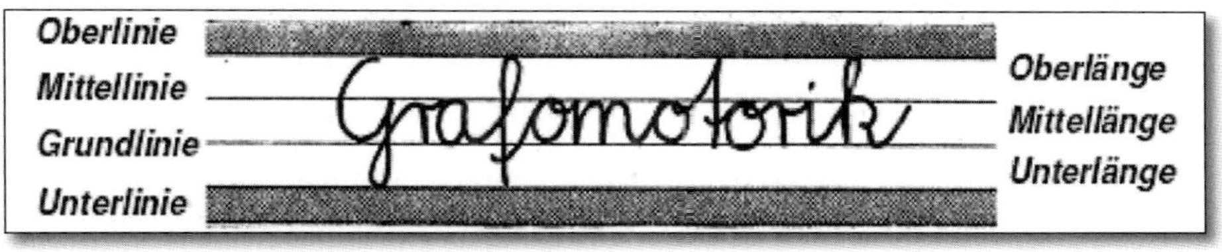

Abb. 17

5.2 Schreiben-Lernen in Deutschland – erst Druckschrift und dann eine der verbundenen Schriften oder Grundschrift

In Deutschland lernen die Kinder im Verlauf ihrer Grundschulzeit im Moment noch zwei unterschiedliche Schriften; i. d. R. zunächst eine sogenannte Druckschrift, die aber geschrieben wird, und dann, je nach Bundesland und Schule, eine verbundene Schrift.

Um dieses, von vielen Pädagogen beklagte „unterrichtsstundenfressende“ Konzept zu verstehen, ist ein kurzer geschichtlicher Exkurs notwendig.
Bis in die achtziger Jahre des letzten Jahrhunderts wurde mit unterschiedlichen Ansätzen und Strömungen Lesen und Schreiben völlig unabhängig voneinander über getrennte Lehrgänge unterrichtet. Dabei wurde die Druckschrift weitgehend als reine Leseschrift gelernt. Dem Schreiben-Lernen in einer verbundenen Schrift gingen meist Übungen zur Hand- und Fingergeschicklichkeit voraus.

Mehr und mehr wurde erkannt, dass Schreiben- und Lesen-Lernen als Einheit zusammen gehört und Kinder „Lesen durch Schreiben“ lernen. Damit ihnen dies möglich ist, bekommen sie seither Buchstabentabellen / Anlauttabellen, um die Laut-Buchstabe-Beziehung zu dem entsprechenden Motiv selber herleiten zu können. Darüber können die Kinder eigene Texte schreiben und lernen das Lesen sozusagen „beim Schreiben mit“.

5.2.1 Druckschrift

Auf den Anlauttabellen sind die Buchstaben in „Druckbuchstaben“ abgebildet. Sie sind bekannter, als die Buchstaben der unterschiedlichen verbundenen Schriften, da sie im Umfeld der Kinder, z. B. auf Straßenschildern, in der Zeitung, in Büchern, etc. auftauchen. Gleichzeitig sind Druckbuchstaben für Kinder einfacher zu schreiben, da sie sich aus Grundformen zusammensetzen.
Bei der geschriebenen Druckschrift sind rein motorische Schreibschwierigkeiten eher selten. Sie besteht aus relativ einfachen Formen, die aus senkrechten, waagerechten, schrägen und gebogenen Linien zusammensetzt werden. Die Kleinbuchstaben der Druckschrift sind etwas schwieriger zu schreiben als die Großbuchstaben. Sie werden hauptsächlich zwischen Grund- und Mittellinie geschrieben und ihre Formen enthalten mehr Rundungen. Allerdings werden die Buchstaben **b, d, p, q** von Kindern mit Raumlageschwierigkeiten häufig verwechselt.

Dies Problem zeigt sich verstärkt, wenn die Schreibweise bei der Einführung der Schrift über zu wenige Wiederholungen geschult, bzw. wenn zu wenig darauf geachtet wurde, wie Schüler einzelne Buchstaben schreiben. Bei der Schreibweise für das b wird mit dem senkrechten Strich begonnen und der Bauch angesetzt. Das d wird wie die Buchstaben a, c, g, o und q mit dem Bauch von oben gegen den Uhrzeigersinn begonnen und der senkrechte Strich angesetzt. Wenn die Kinder von Beginn an diese beiden Buchstaben unterschiedlich schreiben lernen, kommt es kaum zu Verwechslungen.

Beim Schreiben-Lernen sollte immer großer Wert auf die korrekte Schreibweise gelegt werden, damit diese Bewegungserfahrung später auf eine der verbundenen Schriften übertragen werden kann.

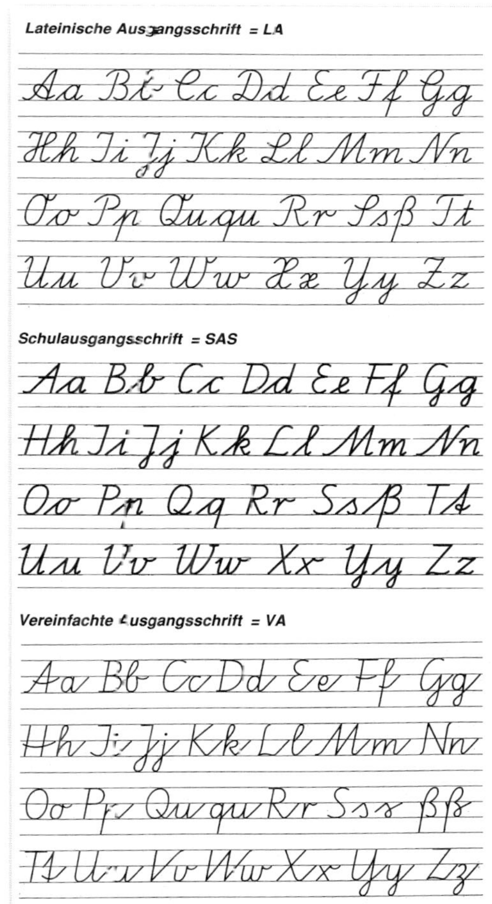

Abb. 18

Die Kinder schreiben also im ersten Schuljahr mit der Hand Buchstaben der „Druckschrift". Die „Druckschrift" entwickelte sich damit zur sogenannten „handgeschriebenen Druckschrift" oder die Kinder „schreibdrucken". Die „Druckschrift" ist somit die erste „Schreibschrift" der Kinder, die mit ausreichender Übung ebenso schnell und gut lesbar geschrieben werden kann wie eine der anschließend oft mühsam gelernten verbundenen Schriften (LA, SAS, VA). Eine handgeschriebene Druckschrift ist somit eine „geschriebene Schrift", d. h. eine Handschrift.

Von daher erhebt sich die Frage, warum unsere Kinder nach der „handgeschriebenen Druckschrift" bzw. dem „Schreibdrucken" noch eine weitere verbundene Schrift erlernen müssen. Die Schreibentwicklung wird damit unterbrochen, da die Kinder wieder viele Wochen und Monate benötigen, um alle Buchstaben einer eher unbekannten Schrift zu erlernen, die zudem kaum in ihrem Lebensumfeld in Erscheinung tritt. Teilweise vergessen die Kinder darüber bereits gekonnte Formen der „Druckschrift“ und können gleichzeitig noch nicht alle Buchstaben der verbundenen Schrift schreiben. In dieser Übergangszeit schreiben sie häufig schlechter als am Ende der ersten Klasse mit der bis dahin bereits relativ flüssig geschriebenen „Druckschrift“. Einige Kinder „verweigern“ sich regelrecht, diesen „Unsinn“ mitzumachen und in den neuen „Schreiblehrgängen“ mit einer verbundenen Schrift zu arbeiten. Sie verstehen nicht, warum sie wieder neue Buchstaben lernen sollen.

5.2.2 „Lateinische Ausgangsschrift“ = LA

Die „Lateinische Ausgangsschrift“ löste 1953 die sogenannte „Deutsche Normalschrift“ ab. Diese hatte Hitler 1941 eingeführt. Mit dieser Schrift wurde die sogenannte „Sütterlinschrift“, eine vereinfachte Form der „deutschen Kurrentschrift“ abgelöst, die ab 1941 als sog. „Judenschrift“ verboten wurde. Die „Lateinische Ausgangsschrift“ und die „Deutsche Normalschrift“ unterscheiden sich lediglich in kleinen Details.

In der LA werden alle Buchstaben eines Wortes ohne Unterbrechungen aneinander geschrieben. Dies ist für den Schreibvorgang sehr ungünstig, weil sich die Hand zunehmend verkrampft, da Entspannungsunterbrechungen fehlen. So lernen die Kinder nicht, bei langen Wörtern wie z. B. „Waschmaschine“ zum Nachrutschen den Schreibvorgang nach 2–3 Buchstaben zu unterbrechen. Geübte Vielschreiber verbinden nie mehr als 2–3 Buchstaben, die sich aus dem Schreibfluss ergeben, miteinander und entspannen so zwischen dem Schreiben ihre Hand- und Fingermuskulatur. Das Verkrampfen der Finger und der Hand ist verstärkt bei ungeübten Schreibanfängern und bei Linkshändern zu beobachten, für die zusätzlich die Nachrückbewegung besonders schwierig ist.

Die Buchstabenformen der LA beinhalten viele komplizierte Verschlaufungen, Drehrichtungswechsel und Gegenstriche.
Um in der komplizierten LA schreiben zu können, müssen die Kinder viele Stunden damit verbringen, sich die schwierigen Formen mit allen Schlaufen, Haken und Richtungswechseln einzuprägen, um diese exakt wiedergeben zu können.
Die Auf- und Abstriche müssen exakt ausgeführt werden, damit der Buchstabe lesbar bleibt. Bei taktil-kinästhetisch unterempfindlichen Kindern und Schreibanfängern mit einer schlechten Auge-Handkoordination und geringer Hand-Fingergeschicklichkeit sind die Kleinbuchstaben *a, c, d, g, o* und *q* in ihrer Ausführung oft ungenau, weil den Kindern der Auf- und Abstrich nicht deckungsgleich gelingt. (Abb. 19)

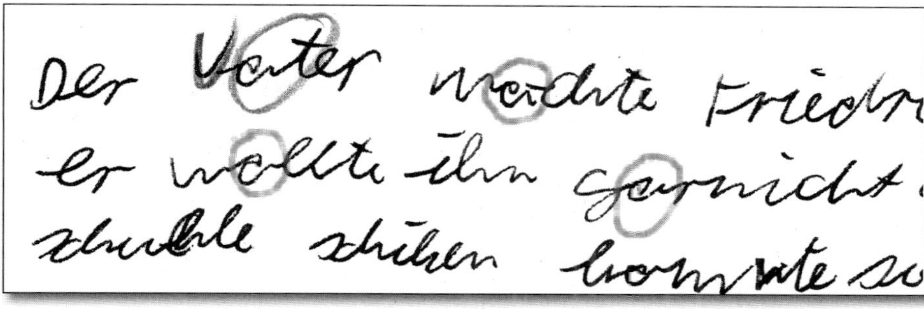

Abb. 19: Schriftprobe der LA mit Schwierigkeiten, Auf- und Abstrich deckungsgleich zu schreiben

Die Großbuchstaben *G*, *H*, *J*, *X*, *Y* und *Z* sind für Kinder mit Raumlageschwierigkeiten teilweise sehr schwer erlernbar und werden mitunter gezielt vermieden. Die Buchstabenformen der LA kommen Kindern entgegen, die bevorzugt über runde Formen schreiben und denen Schlaufungen leicht fallen.

5.2.3 „Schulausgangsschrift“ = SAS

Die Schulausgangsschrift wurde ab 1968 in der damaligen DDR als Schulschrift verwendet und ist inzwischen in einigen Bundesländern übernommen worden. In der SAS und in der LA werden alle Buchstaben in einem Wort ohne Unterbrechungen aneinander geschrieben. Allerdings sind viele Buchstabenformen wesentlich einfacher, als sie es in der LA sind. Viele Verschlaufungen wurden zugunsten einfacher klarer Formen weggelassen. Von daher ist sie wesentlich einfacher und schneller zu schreiben, als die LA.

5.2.4 „Vereinfachte Ausgangsschrift“ = VA

Da die LA Schrift sehr schwierig zu schreiben ist, wurde nach einer Vereinfachung gesucht und 1970 die „Vereinfachte Ausgangsschrift“ = VA eingeführt.

In dieser Schrift sind viele Buchstabenformen vereinfacht. Sie sind klarer aufgebaut, ohne schmückende Formelemente und erinnern an die Formen der Druckbuchstaben.

Die kleinen Buchstaben dieser Schrift besteht aus Einzelbuchstaben, die immer an der Mittellinie beginnen und enden und ohne Lücke aneinandergereiht werden. Um von einem Buchstaben zum nächsten zu gelangen, sind teilweise sogenannte „Luftsprünge“ nötig, die ein gutes Nachrutschen der Hand ermöglichen. Schlaufungen wurden reduziert und die Aufstriche bei den Buchstaben *a*, *c*, *d*, *g*, *o* und *q*

wurden weggelassen. Die Haltepunkte der einzelnen Buchstaben sind gleichzeitig die Anfangspunkte der nächsten. Die Form beim kleinen „e" bleibt unabhängig vom Vorbuchstaben, z. B. in der Verbindung „ne", „re" gleich.
Das kleine „e", das „s" und das „r" im Wort führen bei einigen Kindern zu Schreibfehlern. Es sind sehr kleine und schwierige Formen, die häufig ungenau geschrieben werden. Viele Kinder verändern oder vergessen die Schreibweise oder sie wurde zu wenig eingeübt. Somit schreiben die Kinder diese Buchstaben anders, als es die Richtungspfeile in den Schreiblehrgängen vorsehen. (Abb. 20)

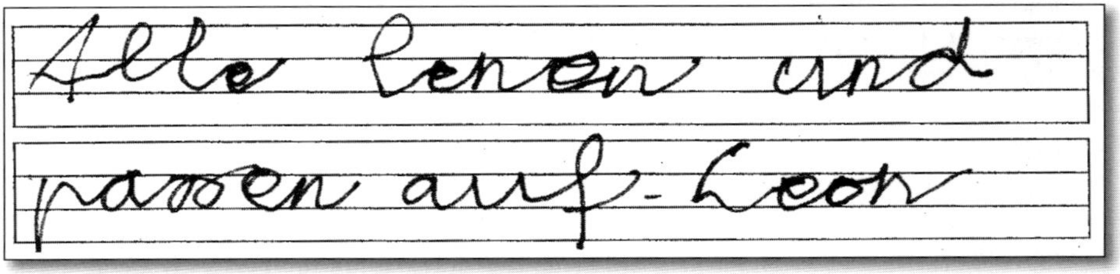

Abb. 20: Schriftprobe der VA mit Schwierigkeiten beim kleinen e und s

Bei der Entwicklung dieser Schrift war trotz der Lüftsprünge ein Ziel, dass die Buchstaben nach Möglichkeit so aussehen sollen, als wären sie verbundenen geschrieben worden.

Durch die klaren Richtungswendungspunkte kommt die VA den Kindern entgegen, denen eher ein „kantigeres" Schreiben mit geraden Strichen entspricht. Für Kinder mit Wahrnehmungsstörungen oder Schwierigkeiten im Bereich der Grafomotorik ist sie einfacher zu erlernen und Linkshänder können durch die Schreibunterbrechungen besser nachrutschen.

5.2.5 Grundschrift

Dieses Problem erkannte der „Grundschulverband" (www.grundschulverband.de) und entwickelte daraus das Konzept der „Grundschrift", das mittlerweile in einigen Schulen eingesetzt wird. Mit der „Grundschrift" erlernen die Schüler nur noch eine Schrift und entsprechen damit dem Bildungsstandard der Kultusministerkonferenz von 2005. Darin heißt es, Kinder sollen lernen, "eine gut lesbare Handschrift flüssig zu schreiben".

Die Buchstabenformen der „Grundschrift" sind an den Druckbuchstaben orientiert, werden aber nicht geschrieben wie gedruckt, sondern an die Schreibbewegung angepasst. Z. B. wird das kleine e nicht in der gezirkelten Form mit einem Querstrich, Haltepunkt und einem Linksoval geschrieben, sondern gleich mit der Schleifenform begonnen. Insgesamt ist es zulässig, dass gleiche Buchstaben im Schriftbild kleine Abweichungen haben dürfen.

Die Kleinbuchstaben mit Abstrich haben Wendebogen und somit eine Verbindungsmöglichkeit zum nächsten Buchstaben. Diese Verbindungen können, müssen aber nicht zwangsläufig geschrieben werden. Die Kinder können auch durch sog. „Luftsprünge“ zum nächsten Buchstaben gelangen, wenn dies von der Bewegung her für sie günstiger ist.

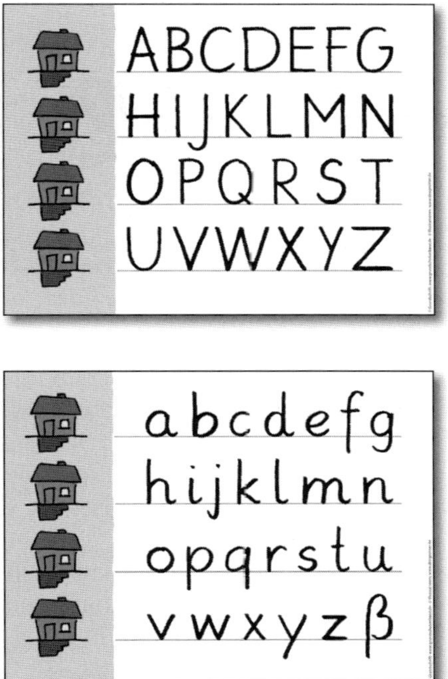

Abb. 21: Die Grundschrift-Buchstaben

Es wird darauf geachtet, dass fast alle großen Buchstaben in folgender Weise geschrieben werden: Von links nach rechts und von oben nach unten, z. B. wird beim M der erste senkrechte Strich von oben nach unten gezogen und die Schräge nach einem Luftsprung oben angesetzt. Dies entspricht der günstigen Bewegungsergonomie der Schreibbewegung: Es ist für die meisten Menschen leichter, einen Strich von oben nach unten zu ziehen, als ihn von unten nach oben zu schieben. Bei dieser Bewegung geht die Formkontrolle leichter verloren.

Die Kinder werden bei diesem schreibdidaktischen Ansatz darin unterstützt, Lösungen selber zu finden, in welcher Variation einzelne Buchstaben, z. B. das K geschrieben werden kann. Dabei wird darauf geachtet, dass der Buchstabe erkennbar bleibt. Das Kind erarbeitet sich über Schreibvariationen, welche unterschiedlichen Möglichkeiten einer Trennung oder Anbindung zu den Folgebuchstaben bestehen. (s. Kap. 9.6)

Die Buchstaben werden in einem möglichst ökonomischen Bewegungsablauf von den Kindern eingeübt. Der Lehrer achtet darauf, dass sich die Kinder keine ungünstigen Bewegungsmuster aneignen. Dabei werden selbst gefundene, individuell bevorzugte und bereits automatisierte Bewegungsabläufe akzeptiert, solange durch die Bewegung die Formklarheit und Formstabilität nicht verlorengeht.

Die Kinder werden angeleitet, einmal herausgefundene Schreibbewegungen beizubehalten, d. h., die Art und Weise, Buchstaben und Buchstabenverbindungen zu schreiben, damit sich über viele Wiederholungen Bewegungsmuster ausbilden, die beim späteren schnellen Schreiben abgerufen werden können.

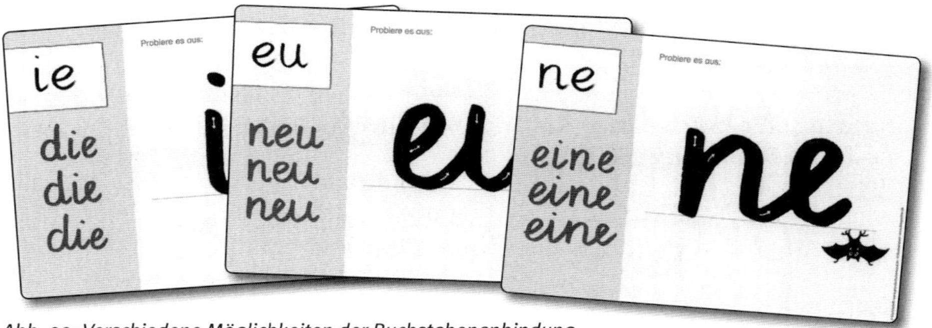

Abb. 22: Verschiedene Möglichkeiten der Buchstabenanbindung

Da Schreiben in Linien für flüssige Schreibbewegungen eher hinderlich sind, werden bei der Grundschrift keine einengenden und bewegungsbehindernden konkreten Linien vorgegeben, die genau einhalten werden müssen, sondern verschiedene Wahlmöglichkeiten angeboten. Entweder schreibt das Kind gänzlich ohne Linien, wie dies die meisten Waldorfschulen machen, oder es schreibt auf der Grundlinie mit Vorlagen in verschiedenen Linienabständen (ähnlich wie bei der Lineatur ab der 4. Klasse).

Braucht das Kind eine stärkere Orientierung im Schreibraum, gibt es Vorlagen mit einem grau markierten Mittelband, das nicht exakt eingehalten werden muss und teilweise überschrieben werden darf. Zusätzlich hat die Vorlage Orientierungsbalken links und rechts für die Ober- und Unterlängen.

Diese Schreibvorlage ähnelt den von uns entwickelten **KIPAS** (Kap. 9.9), die allerdings einen weißen Mittelbereich und für die Ober- und Unterlängen einen Graubereich haben. Diese farblich differenzierten Bereiche müssen beim Schreiben nicht exakt eingehalten werden; sie dienen der Orientierung.

Die Forschungen, die zur Entwicklung der „Grundschrift“ geführt haben, zeigen auf, dass eine Reduzierung komplizierter Buchstabenformen der verschiedenen Ausgangsschriften sinnvoll ist. Aus dieser Überlegung und unseren jahrelangen Erfahrungen mit schreibauffälligen Kindern entwickelten wir den Ansatz der Vereinfachung („Abspecken“) der verbundenen Schriften, hin zu einer Kombination aus den einfacher zu schreibenden Druckbuchstaben und der individuellen Suche nach günstigen Buchstabenverbindungen und Unterbrechungen nach 2–3 Buchstaben. (Kap.9.6)
Bei der Betrachtung von Handschriften viel schreibender Erwachsener fallen häufige Unterbrechungen zwischen den Buchstaben im Wort auf. Der Grund sind individuell gefundene Buchstabenverbindungen sowie -unterbrechungen und die dabei unbewusst gefundene Möglichkeit, die Handmuskeln ausreichend zu entspannen.

Insgesamt untermauern die Erkenntnisse, die zur Entwicklung und Einführung der „Grundschrift“ geführt haben, unsere praktischen Erfahrungen bei der Behandlung von Kindern und Jugendlichen mit Schreibstörungen und bilden u. A. die theoretischen Grundlagen unserer Therapieansätze.

Um sich mit der Grundschrift vertraut zu machen, eignet sich die Anschaffung folgender Materialien:
Grundschrift: Kartei zum Lernen und Üben, Teil 1: „Die Buchstaben“ / Teil 2: „Schreiben mit Schwung“. (www.grundschulverband.de)
Die Karteien unterstützen die Behandlung von Schreibanfängern sowie Kinder mit einer Körper- oder Sehbehinderung, wenn bei ihnen in Absprache mit den Lehrern auf die Grundschrift gewechselt werden kann. Die Karteien sind beim Grundschulverband erhältlich: www.grundschulverband.de.

Schreibprobleme fallen häufig erst beim Erlernen einer verbundenen Schrift oder ab der 3. bzw. häufig auch erst ab der 5. Klasse auf, wenn zusätzlich das Tempo und die Schreibmenge zunehmen und gleichzeitig auf die Regeln der Rechtschreibung sowie auf den Textinhalt geachtet werden muss.
In der verbundenen Schrift sind flüssige und kleinräumige Bewegungen mit vielen Richtungswechseln notwendig, die gut koordiniert aus den Fingern und dem Handgelenk geführt werden müssen.
Im Gegensatz zu den Einzelbuchstaben der geschriebenen Druckschrift hat das ununterbrochene Schreiben einer verbundenen Schrift den Nachteil, dass sich die Muskeln der Schreibhand zwischen den einzelnen Buchstaben kaum entspannen

können. Somit verkrampfen sich einige Kinder beim Schreiben bereits innerhalb einer Zeile oder im Verlauf einer Seite.

Eine Ausnahme sind Kinder mit einem Tremor. Sie haben häufig Schwierigkeiten, zielgenau weiterzuschreiben, wenn sie abgesetzt haben. Für sie ist es teilweise einfacher, mit verbundenen Buchstaben zu schreiben. Ihnen hilft es, die Buchstabenformen zwar zu vereinfachen, aber möglichst viele Verbindungen innerhalb der Wörter beizubehalten.

Eine ähnliche Entwicklung zur Reform der Schulschrift findet in der Schweiz statt. Dort heißt die Schrift aus Druckbuchstaben „Steinschrift“ und die verbundene Schrift „Schnü(e)rlischrift“. Entsprechend der deutschen „Grundschrift“ heißt die Schriftalternative „Basisschrift“. Diese unverbundene bzw. teilverbundene Schrift ist inzwischen in der gesamten Schweiz eingeführt.

Auch in Österreich entwickeln einzelne Schulen Ideen und Wege, wie sie Kindern die Entwicklung einer lesbaren individuellen Handschrift erleichtern können, ohne dazu den Weg über das Lernen von 2 Schriften, erst der geschriebenen Druckschrift und dann einer der österreichischen Schulschriften, gehen zu müssen. Ein Gesamtkonzept besteht noch nicht.

6. Entwicklung einer individuellen Handschrift

6.1 Einführung

Das Ziel der meisten Bildungspläne Deutschlands ist „die Entwicklung einer individuellen Handschrift". Der Weg dorthin ist aber sehr unterschiedlich und hängt vom Bundesland ab, in dem das Kind in die Schule geht, vom jeweiligen Lehrer, der es unterrichtet, den eingesetzten Materialien und den unterrichteten Schriften der einzelnen Schule. Weiterhin kommt es darauf an, in welchem Jahrzehnt der Schüler in die Schule ging, da die Meinung, wie Kinder Lesen und Schreiben lernen sollen, immer wieder unterschiedlichen Entwicklungen und Strömungen unterworfen ist.
Abhängig vom Bundesland werden in den Bildungsplänen Schwerpunkte und Wege zum Schriftspracherwerb beschrieben. Diese sind teilweise sehr detailliert und genau formuliert, andere wiederum geben lediglich einen Rahmenplan vor, den der Lehrer selber strukturieren und füllen muss.
Die Bildungspläne können im Internet unter „Bildungspläne der Bundesländer" eingesehen werden.
In Abhängigkeit vom Lehrer und der ausgewählten Methode machen die Kinder mehr oder weniger Vorübungen zum Schreiben-Lernen, wie z. B. Geschicklichkeitsübungen der Hände, sensomotorische Übungen zum Spüren der Buchstabenformen oder Schwungübungen. Diese werden unterschiedlich lang wiederholt und vertieft. Zudem ist es dem einzelnen Lehrer überlassen, wie er den Schriftspracherwerb aufbaut. Häufig werden zunächst die großen und kleinen Druckbuchstaben und dann eine der verbundenen Schriften unterrichtet. Die Kinder lernen im Moment in den meisten Schulen und Bundesländern das „lautgetreue Schreiben", d. h., sie schreiben die Wörter zunächst so, wie sie diese hören, z. B. „Schtog" statt Stock oder „Muta" statt Mutter (Abb. 23). Dazu bekommen sie zum Abschreiben unbekannter Buchstaben bebilderte Anlauttabellen.

Mit deren Hilfe können sie erkennen, wie Buchstaben aussehen, deren Form sie vergessen haben oder die noch nicht im Unterricht behandelt wurden. Anlauttabellen werden eingesetzt, damit Kinder möglichst rasch Erfolge haben, den Sinn des Schreibens erleben können und darüber Lust am Schreiben bekommen, wenn sie z. B. erste kleine Briefchen an die Eltern schreiben.

Problematisch ist es jedoch, wenn Kinder zu lange lautgetreu schreiben, ohne auf die Regeln der deutschen Rechtschreibung aufmerksam gemacht zu werden, vor allen Dingen bei Kurzwörtern, die häufig in der deutschen Sprache vorkommen, wie z. B. die, und, vor, etc. Unkorrigiert „schleifen" sich durch häufige Schreibwiederholungen fehlerhafte Wortbilder ein, die teilweise nur schwer wieder verlernt werden können.

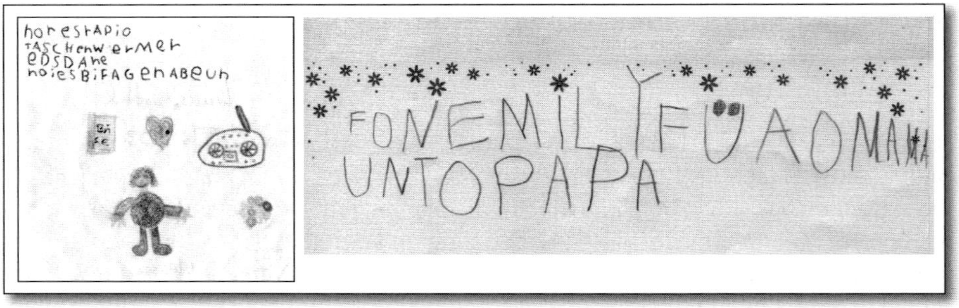

Abb. 23: Lautgetreues Schreiben

Problematisch ist, dass die verschiedenen Verlage unterschiedliche Anlauttabellen einsetzen. So wird z. B. der Buchstabe **K** mit **K**rokodil, einer **K**erze, einem **K**offer oder einem **K**akadu bebildert. Abhängig von der Schule und dem vom Lehrer ausgewählten Schreiblehrgang werden somit verschiedene Materialien eingesetzt und unterschiedliche Bildzuordnungen zum einzelnen Buchstaben gelehrt. Somit muss der Therapeut in der Arbeit mit dem Kind in diesem Bereich vorab prüfen, welcher Schreiblehrgang mit welcher Bebilderung und Zuordnung in der Schule benutzt wird und sich diesen geben lassen, um das Kind nicht mit einer anderen Laut-zu-Bild-Zuordnung zu verwirren.

In der Art und Weise, wie und wann Schriften eingeführt werden, gibt es keine Einheitlichkeit. Meist wird zunächst die Druckschrift gelehrt und am Ende der ersten Klasse damit begonnen, eine verbundene Schrift einzuführen. Einige Lehrer führen jedoch gleichzeitig die Druckschrift und eine der verbundenen Schriften ein. Sie begründen es damit, dass die Kinder sonst in der Druckschrift so sicher und automatisiert sind, dass sie nur noch schwer und / oder unwillig eine verbundene Schrift lernen. Für wahrnehmungs- und lernschwache Kinder ist das gleichzeitige Erlernen beider Schriften häufig ein großes Problem, da sie die vielen unterschiedlichen Formen und Anbindungen der Buchstaben zu wenig abspeichern, unsicher wiedergeben oder einzelne Buchstabenformen immer wieder gänzlich vergessen. (Abb. 31 auf S. 125)

I. d. R. ist es für Kinder einfacher, Druckschrift zu schreiben als eine verbundene Schrift. Sie setzt sich aus Einzelstrichen (grade, gebogen, schräg), d. h., den Grundformen der Schrift zusammen. Durch die notwendigen Schreibunterbrechungen zwischen den Buchstaben kann das Kind überlegen, wie der nächste Buchstabe geschrieben wird, und die Hand- und Fingermuskulatur kann sich entspannen. Beim Schreiben einer verbundenen Schrift muss es schon beim Vorbuchstaben planen, wo und wie der nächste Buchstabe „angehängt“ wird und wie dessen Form aussieht, da die Strichführung daran angepasst werden muss. (Diese vorausschauende Bewegungsplanung ist z. B. auch beim Durchfahren eines Labyrinths erforderlich.) Von daher ist es sinnvoll, mit einer geschriebenen Druckschrift das Schreiben-Lernen zu beginnen. Fragwürdig ist jedoch die anschließende Einführung einer verbundenen Schrift, die sehr viel Unterrichtszeit in Anspruch nimmt. Manche Kinder müssen sich sehr anstrengen, um diese zu erlernen. Dabei vergessen einige Kinder teilweise oder völlig die erst mühsam erlernte Druckschrift oder vermischen beide Schriften, da sie sich die vielen Formen nicht merken können.

Später versuchen ältere Kinder und die meisten Jugendlichen, mit ihrer Unterschrift eine persönliche Schreibweise zu finden. Teilweise üben sie dazu ganz gezielt verschiedene Schreibmöglichkeiten und entscheiden sich dann für eine gefundene Lösung als „ihre" Schrift. Dieses Experimentieren mit der Schrift und der unterschiedlichen Schreibweise einzelner Buchstaben und Anbindungen wird von den meisten älteren Kindern und Jugendlichen ganz bewusst weitergeführt und sie entwickeln darüber eine unverwechselbare, individuellen Handschrift. Zunehmend werden die Bewegungsmuster im Gehirn gespeichert und können bei zunehmender Automatisierung abgerufen werden, ohne dass der Schreibende darüber nachdenkt. Von daher ist diese Schrift ganz individuell und unverwechselbar und sieht, unabhängig davon, ob sie mit offenen oder geschlossenen Augen geschrieben wird, sehr ähnlich aus.

6.2 Was kennzeichnet eine jugendliche / erwachsene Schrift?

Wenn Schriften von vielschreibenden Jugendlichen / Erwachsenen betrachtet werden, ist häufig festzustellen, dass viele Buchstaben eine druckschriftähnliche Form haben, obwohl die meisten dieser Schreiber zuvor in der Schule eine verbundene Schrift mit anderen Formen und Anbindungen erlernt haben. Beim späteren Schreiben werden dagegen kaum noch Buchstabenteile mehrfach durchfahren, wie dies die LA bei den Buchstaben *a*, *c*, *d*, *g*, *o* und *q* vorsieht. Zusätzlich werden unbewusst und an die Ergonomie der Schreibbewegung nach ca. 2–3 Buchstaben „Luftsprünge" gemacht, damit sich die Muskulatur kurzzeitig entspannen kann. Diese Unterbrechungen zwischen den Buchstaben sind nicht einheitlich. Sie sind an den Vor- und Nachfolgebuchstaben angepasst und ergeben sich aus dem Schreibrhythmus. Vielschreibende Jugendliche / Erwachsene haben somit für sich individuelle Lösungen gefunden, wie sie ergonomisch und flüssig über einen langen Zeitraum und bei Bedarf über viele Seiten lang schnell, lesbar und dennoch möglichst entspannt

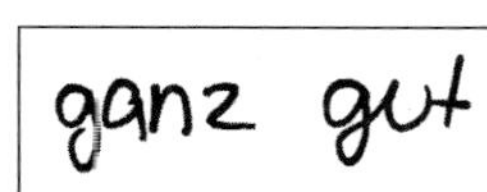

Abb. 24: Unterschiedliche Anbindungen entsprechend der Folgebuchstaben

schreiben können. Unabhängig von der angewendeten Methode des Lehrers, den eingesetzten Unterrichtsmaterialien und der gelernten verbundenen Schrift entwickeln die meisten Menschen eine sehr individuelle und persönliche Handschrift.

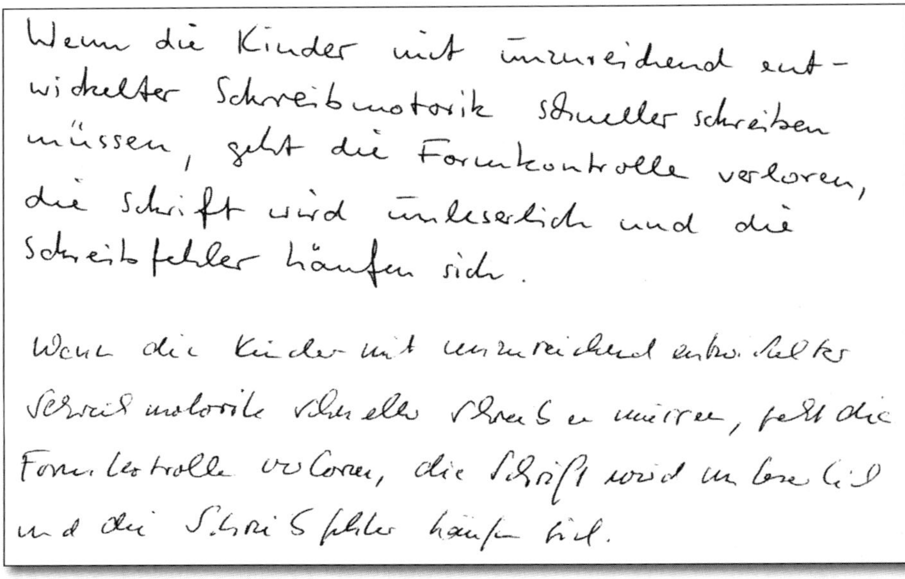

Abb. 25: Ergonomische Verbindungen und Schreibunterbrechungen zweier „individueller Handschriften"

Aus dieser Beobachtung stellt sich die Frage, warum unsere Schulkinder überhaupt eine verbundene Schrift lernen müssen, wenn diese später in ihrem Leben kaum mehr in dieser Weise geschrieben wird. Die Trennung von dem Erlernen einer Druckschrift und der späteren Einführung einer verbundenen Schrift stammt noch aus der Zeit, als lesen und schreiben als nicht direkt zusammengehörig angesehen und deshalb unabhängig voneinander unterrichtet wurde.

Inzwischen wird Schreiben und Lesen als Einheit verstanden und miteinander gelehrt, was im Begriff „Schriftspracherwerb" zum Ausdruck kommt. Es erhebt sich die Frage, ob es nicht hilfreicher wäre, den Kindern in Anlehnung an die Grundschrift Anbindungsmöglichkeiten der einzelnen Buchstaben zu zeigen, bzw. die Kinder dabei zu unterstützen, selber aktiv nach Lösungen dazu zu suchen.

Diesen Gedanken verfolgte der Grundschulverband mit der Entwicklung und Veröffentlichung der sogenannten „Grundschrift". (www.grundschulverband.de) (Kap. 5.2)

7. Befunderhebung mit dem RAVEK-S

Der **Rav**ensburger **E**rhebungsbogen grafo- und **s**chreibmotorischer Auffälligkeiten ist das erste deutsche Befundinstrument zur übersichtlichen und systematischen Erfassung von Schreibproblemen.

Er wurde aus den Erfahrungen der jahrelangen Arbeit mit schreibauffälligen Kindern und Jugendlichen von uns entwickelt und ist 2010 erstmals als CD-ROM erschienen.

Der **RAVEK-S** besteht aus den Teilen:

- Erhebungsbogen für Therapeut/innen
- Erhebungsbogen für Schüler ab Klasse 3
- Erhebungsbogen für Eltern mit der Schweigepflichtentbindung für Lehrer/innen
- zwei verschiedene Erhebungsbögen für Lehrer/innen
- Ballon 3 und 4 aus dem **RAVEK**

Mit dem Erhebungsbogen für Therapeut/innen wird zunächst erfasst, wer die Schreibschwierigkeiten empfindet, um daraus die Motivation und Mitarbeit des/r Schülers/in, der Eltern und des/r Lehrers/in ableiten zu können.

Im vorliegenden Beobachtungsraster wird systematisch erfasst, wie der/die Schüler/in z. B. einen Text abschreibt oder einen Heißluftballon mit grafomotorischen Mustern ausfüllt.

Durch einfaches Ankreuzen werden die Beobachtungen dokumentiert, z. B.:

- wie der Schüler sitzt
- wie die spontane Blattlage ist
- wie der Stift gehalten wird
- welche Ungenauigkeiten in der Schrift bestehen
- wie der Schreibdruck ist
- aus welchen Gelenken die Schreibbewegung erfolgt
- wie das Schreibtempo ist
- wann und bei welcher Schrift die Schwierigkeiten auftreten

Im **RAVEK-S** werden die Kinder und Jugendlichen nicht nur beim Schreiben beobachtet, sondern auch Schriftproben aus den Heften analysiert und die Kinder / Jugendlichen selbst zu ihren Schwierigkeiten befragt. Aus diesen Ergebnissen, die mit den Angaben der Eltern und des Lehrers vervollständigt werden, gilt es, die Schwierigkeiten heraus zu kristallisieren und daraus ein Therapie- und Förderkonzept zu entwickeln.

Über den Fragebogen, den Eltern und Lehrer erhalten, wird z. B. erfragt,

- auf welche Art das Kind schreiben gelernt hat
- welche Schriften wann eingeführt wurden
- welche Maßnahmen zur Unterstützung des Kindes bereits durchgeführt wurden.
- wo das Kind / der Jugendliche sitzt

Über die Zusammenführung der gewonnenen Informationen ist ein gezieltes Training unter anderem mit Förder- und Therapiematerialien wie z. B. „Geschickte Hände zeichnen 3 und 4“ sowie der „Ravensburger Feinmotorikkiste“ möglich. (Lit.) Darüber hinaus muss direkt an den Problemen der Schrift (siehe Kap. 8) gearbeitet werden.

In der Kombination mit den gewonnenen Erkenntnissen und dem Wissen des Therapeuten ist der **RAVEK-S** ein Befundinstrument, um Schreibauffälligkeiten systematisch und schnell zu erfassen und einen individuellen Therapie- und Förderplan in Zusammenarbeit mit dem Schüler und den Eltern erstellen zu können, der flexibel an die sich verändernde Schreib- und Leistungssituation des Schülers angepasst werden kann. Allgemeine Bewegungsauffälligkeiten, Wahrnehmungs- oder Lernstörungen müssen zuvor abgeklärt und gegebenfalls behandelt werden.

*Zur Interpretation der Beobachtungen grafo- und schreibmotorischer Auffälligkeiten über den **RAVEK-S** befinden sich im gesamten Buch Erläuterungen, die eine zielgerichtete Therapie unterstützen.*

Der Erhebungsbogen eignet sich außerdem zur Erstellung eines Therapieberichts, da alle therapierelevanten Informationen übersichtlich zusammengetragen sind, oder er kann einem solchen beigelegt werden.

Tipp
Die Anwendung des **RAVEK** und **RAVEK-S** ist Thema in der 3-teiligen Zusatzausbildung „Fachtherapeut/in für Fein- und Grafomotorik nach Pauli / Kisch“.
Info und aktuelle Termine: www.fein-grafomotorik-fortbildung.de
www.ergotherapie-ravensburg.de

@ Der **RAVEK-S** kann unter dem auf S. 4 angegebenen Link heruntergeladen werden.

7.1 Abbildung des RAVEK-S

Sabine Pauli / Andrea Kisch

Ravensburger Erhebungsbogen grafo- und schreibmotorischer Auffälligkeiten (RAVEK-S)

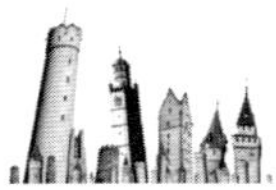

Veröffentlicht in der Edition:
verlag modernes lernen Borgmann GmbH & Co. KG · Schleefstraße 14 · D-44287 Dortmund

(Stand: S. 2–4: 2018, S. 5–15: 2017)
Gesamtherstellung: Löer Druck GmbH, Dortmund

Beigabe des Buches B 1294 (nicht separat erhältlich)

RAVEK-S
Ravensburger Erhebungsbogen grafo- und schreibmotorischer Auffälligkeiten

Inhalt

Der **RAVEK-S** (Ravensburger Erhebungsbogen grafo- und schreibmotorischer Auffälligkeiten) besteht aus folgenden Teilen:

- Infoblatt „Was ist der RAVEK-S"
- Erhebungsbogen für Therapeut/innen
- Fragebogen für Eltern
- Fragebogen für Schüler/innen ab Klasse 3
- Fragebogen für Lehrer/innen Klasse 1–4
- Fragebogen für Lehrer/innen ab Klasse 5
- Ballon 3 und 4 aus dem RAVEK (**Rav**ensburger **E**rhebungsbogen fein- und grafomotorischer **K**ompetenzen) (Bestell-Nr. 1614)
- Wochenplan für häusliche Übungen

Einführung

Mit dem RAVEK-S können grafo- und schreibmotorische Probleme von Schulkindern und Jugendlichen übersichtlich und systematisch erfasst werden. Er bildet die Grundlage einer zielgerichteten Ergotherapie/Förderung bei grafo- und schreibmotorischen Problemen und eignet sich außerdem zur Erstellung eines Therapieberichts oder kann einem solchen beigelegt werden.

Durchführung

Zur Durchführung des **RAVEK-S** muss der/die Schüler/in seine/ihre aktuellen Hefte und sein/ihr Schreibgerät mitbringen. Zur Vorbereitung werden die einzelnen Bögen des RAVEK-S ausgedruckt.
Je nach Klassenstufe wird der/die Schüler/in mit altersentsprechenden Anforderungen beim Schreiben beobachtet und die Beobachtungen direkt in den Erhebungsbogen für TherapeutInnen eingetragen. Der/die Schüler/in benutzt sein/ihr persönliches Schreiberät und die übliche Lineatur.

1. Klasse:
Anhand des mitgebrachten Hefts/Schreiblehrgangs werden die bereits bekannten Buchstaben diktiert, und vom Kind in Groß- und Kleinbuchstaben geschrieben.

Mitte/Ende der 1. Klasse:
Das Alphabet wird diktiert und in Druckschrift mit Groß- und Kleinbuchstaben und, soweit bekannt, in der zu erlernenden verbundenen Schrift geschrieben. Zudem schreibt das Kind 2–3 Zeilen eines bekannten Textes ab und führt Ballon 3 aus dem RAVEK durch. Die hiermit abgefragten fortlaufenden Grundmuster bilden die Grundlage, um dynamische Buchstabenverbindungen zu erlernen.

2. Klasse:
Das Alphabet wird diktiert und in Druckschrift mit Groß- und Kleinbuchstaben und, soweit sie dem Kind bekannt ist, in der zu erlernenden verbundenen Schrift geschrieben. Zudem schreibt das Kind 2–3 Zeilen eines bekannten Textes ab und führt Ballon 3 aus dem RAVEK durch. Die hiermit abgefragten fortlaufenden Grundmuster bilden die Grundlage, um dynamische Buchstabenverbindungen auszuführen.

Mitte/Ende der 2. Klasse:
Das Alphabet wird diktiert und die Groß- und Kleinbuchstaben der Druckschrift sowie der verbundenen Schrift geschrieben, die das Kind lernt, um zu sehen, welche Buchstabenformen bekannt sind und wie das Kind diese schreibt. Zudem schreibt das Kind 3–4 Zeilen eines bekannten Textes ab und führt Ballon 4 aus dem RAVEK durch. Die hiermit abgefragten fortlaufenden komplexen Muster sollten am Ende des 2. Schuljahrs ausgeführt werden können.
Über das Zeichnen komplexer Formen und Muster haben die Kinder die grafomotorische Grundlage, um Größenverhältnisse, Richtungswechsel und Abstände zu erkennen und umzusetzen. Dies ist die Voraussetzung, um eine lesbare Schrift, die von der Bewegung und der Formvorstellung her zunehmend automatisiert sein sollte, auch in höherem Tempo zu schreiben.

3. Klasse:
Das Alphabet wird diktiert und die Groß- und Kleinbuchstaben der Druckschrift sowie in der gelernten verbundenen Schrift geschrieben, um zu sehen, wie die Buchstabenformen geschrieben werden und ob die Ausführung geläufig erfolgt.
Zudem schreibt das Kind 4–5 Zeilen eines bekannten Textes ab und führt Ballon 4 aus dem RAVEK durch. Im Einzelfall werden zusätzlich 3–4 Zeilen eines bekannten Textes diktiert, um einen möglichen Unterschied der Schreibleistung und Schriftqualität zu dem abgeschriebenen Text zu beobachten.

Ab 4. Klasse:
Die Groß- und Kleinbuchstaben werden möglichst auswendig in Druckschrift sowie in der gelernten verbundenen Schrift geschrieben, um zu sehen, ob der/die Schüler/in die Buchstabenformen automatisiert hat. (Wenn dem Kind das Alphabet nicht geläufig ist, wird es diktiert.)
Dabei wird beobachtet, ob die Formen der Druckbuchstaben noch bekannt sind. In der Therapie/Förderung können darüber komplizierte Buchstabenformen der verbundenen Schrift vereinfacht werden.
Das Kind schreibt zudem 4–5 Zeilen eines bekannten Textes ab und bekommt 3–4 Zeilen eines bekannten Textes diktiert, um einen möglichen Unterschied der Schreibleistung und Schriftqualität zu dem abgeschriebenen Text zu beobachten.
Weiterhin führt es Ballon 4 aus dem RAVEK durch.
Formen und Muster werden im Verlauf der Grundschulzeit zunehmend formgetreuer, flüssiger, in der richtigen Größe und mit gleichmäßigen Abständen wiedergegeben. Somit haben die Schüler/innen die grafomotorischen Grundlagen, eine lesbare Schrift, die von der Bewegung und der Formvorstellung her automatisiert ist, auch in hohem Tempo zu schreiben.

Zur Vervollständigung der Beobachtungen durch den/die Therapeuten/in werden die Fragebögen an Eltern, Schüler/innen (sinnvoll ab Klasse 3) und Lehrer/innen weitergegeben und die Angaben in die Therapieplanung einbezogen.
Der Fragebogen für Eltern enthält eine Schweigepflichtentbindung, die für den Kontakt zu den Lehrer/innen erforderlich ist.

Das Infoblatt „Was ist der RAVEK-S" kann an Lehrer/innen, Ärzte/Ärztinnen und weitere Personen, die mit dem/der Schüler/in arbeiten, zur Information über das eingesetzte Befundinstrument weitergegeben werden.

Infoblatt „Was ist der RAVEK-S?"

Der **Rav**ensburger **E**rhebungsbogen grafo- und **s**chreibmotorischer Auffälligkeiten ist das erste deutsche Befundinstrument zur übersichtlichen und systematischen Erfassung von Schreibproblemen.

Er wurde aus den Erfahrungen der jahrelangen Arbeit mit schreibauffälligen Kindern und Jugendlichen von den Ergotherapeutinnen und Autorinnen Sabine Pauli und Andrea Kisch entwickelt, ist 2010 als CD-ROM erschienen und wurde 2016 komplett überarbeitet.

*Der **RAVEK-S** besteht aus folgenden Teilen:*

- Erhebungsbogen für Therapeut/innen
- Fragebogen für Eltern
- Fragebogen für Schüler/innen
- Fragebogen für Lehrer/innen

Durch einfaches Ankreuzen auf dem Erhebungsbogen für Therapeut/innen werden Beobachtungen während der Durchführung des RAVEK-S dokumentiert. Somit werden die möglichen Ursachen der Schreibprobleme systematisch ermittelt.

Zudem werden Schriftproben aus Heften analysiert und die Schüler/innen zu ihren Schwierigkeiten befragt.

Aus diesen Ergebnissen und den Angaben der Eltern und Lehrer/innen gilt es, die Schwierigkeiten heraus zu kristallisieren. Daraus wird das individuelle Therapie-/Förderkonzept entwickelt und für alle Beteiligten transparent dargestellt. Die Zusammenarbeit zwischen den Schüler/innen, Eltern und Lehrer/innen und systematisches häusliches Üben ist für den Therapie-/Fördererfolg unbedingt erforderlich.

Über die Zusammenführung aller gewonnenen Informationen ist somit ein gezieltes Training direkt an der Schrift unter Einsatz der Förder- und Therapiematerialien „Geschickte Hände zeichnen 3 und 4" (Bestell-Nr. 1080 und 1082) sowie dem Verbrauchsblock „KIPAS" (Bestell-Nr. 1084) und mit den feinmotorischen Übungen zur Fingergeschicklichkeit aus dem Buch „Die Ravensburger Feinmotorikkiste" möglich (Bestell-Nr. 1093).

Sabine Pauli / Andrea Kisch
Info und Kontakt: www.fein-grafomotorik-fortbildung.de
www.ergotherapie-ravensburg.de

RAVEK-S
Ravensburger Erhebungsbogen grafo- und schreibmotorischer Auffälligkeiten

Erhebungsbogen für Therapeut/in **Datum:**

Name: **geb. am:**

Händigkeit: **rechts** **links** **wechselnd**

Schule: **Klasse:**

Brille/Kontaktlinsen (seit wann) Sehproblem Dioptrien
Wann wird Brille/werden Kontaktlinsen getragen?

Wer empfindet die Schreibprobleme? (Beschreibung der formulierten Schreibprobleme)

Schüler/in
Eltern
Lehrer/in
andere Person – welche

Durchgeführte Beobachtungen (mit Datum)

Buchstabendiktat
Abschrift eines Textes
Diktat
RAVEK Ballon 3
RAVEK Ballon 4

Sitzposition/Auffälligkeiten

Oberkörper aufgerichtet	ja	nein
Becken aufgerichtet	ja	nein
Oberkörper zusammengesunken	ja	nein
Kopf mit Hand abgestützt	ja	nein
Schreibarm locker aufliegend	ja	nein
Gewicht auf Schreibarm	ja	nein
Sitzposition häufig verändert	ja	nein

– 1 –

wackelt mit den Beinen	ja	nein
Fußsohlen aufgestellt	ja	nein
Zehen aufgestellt	ja	nein
Füße zappeln unter dem Tisch	ja	nein
Füße um Stuhlbeine geschlungen	ja	nein
Augenabstand angepasst	ja	nein
Augen sehr nah am Papier	ja	nein
Augen sehr weit weg vom Papier	ja	nein
sonstige Auffälligkeiten	welche	

Spontane Blatt-/Heftlage

schräg	rechts geneigt	links geneigt
gerade	ja	nein
häufig verändert	ja	nein
Mittellinienkreuzung	ja	nein
Blatt mit der anderen Hand festgehalten	ja	nein
sonstige Auffälligkeiten	welche	

Stifthaltung

Dreipunktgriff
Vierpunktgriff
wechselnd
Daumen überschlagen
Schlüsselgriff
sonstige (genau beschreiben / evtl. Foto einfügen)

Schriftanalyse (Schriftproben/Kopien aus Schulheften anfügen)

Ungenauigkeiten in der Schrift (regelmäßig/ab und zu)

Buchstaben-/Zahlenformen unbekannt (unsicher)	welche	
Buchstabenverbindungen stimmen nicht	welche	
Buchstabengrößen stimmen nicht	welche	
Oberlängen/Unterlängen stimmen nicht	welche	
Buchstaben/Zahlen werden gespiegelt	welche	
Buchstaben falsch in Linien positioniert	welche	
Linie wird eingehalten	ja	nein
Karo wird eingehalten	ja	nein

– 2 –

Wie schreibt der/die Schüler/in ab (aktuellen Schultext benutzen)

einzelne Buchstaben
Wortteile/ganze Worte
Satzteile/ganze Sätze

Schreibdruck auf das Papier

angepasst
zu hoch
zu schwach
wechselnd

Druck auf den Stift

angepasst
zu hoch
zu schwach
wechselnd

Schreibbewegung überwiegend aus

Handgelenk und Fingergelenken
den Fingern
dem Handgelenk
dem ganzen Arm

Beobachtetes Schreibtempo

angepasst
auffallend langsam wann
auffallend schnell wann

– 3 –

Abfrage Schüler/in/Eltern innerhalb der Therapie/Förderung

Schreibwerkzeug (Schule/Hausaufgaben)

Bleistift dünn/dick
Füller (Markenname)
Tintenroller/Faserstift (Markenname)
Kugelschreiber
Stiftverdickung
bevorzugter Stift bei freier Wahl

Bei welcher Schrift treten die Probleme auf?

Druckschrift
Verbundene Schrift

Wann treten die Schwierigkeiten auf?

immer
bei großer Schreibmenge
bei hohem Schreibtempo
unter Stress (Test/Klassenarbeit/Zeitdruck)

Welche Schrift wird bevorzugt?

Druckschrift
Verbundene Schrift
Mischform beider Schriften

Schreibt Schüler/in gerne?	ja	nein	
Vermeidet Schüler/in zu schreiben?	ja	nein	
Gibt es Schwierigkeiten beim Abschreiben von der Tafel?	ja	nein	welche

– 4 –

RAVEK-S
Ravensburger Erhebungsbogen grafo- und schreibmotorischer Auffälligkeiten

Fragebogen für Eltern **Datum:**
Bitte ausfüllen und an Therapeut/in zurückgeben

Name Ihres Kindes: **geb.:**

Welche Probleme hat Ihr Kind beim Schreiben?

Haben Sie eine Erklärung für die Ursachen des Schreibproblems?

Seit wann bestehen die Probleme?

Wurden individuelle unterstützende Maßnahmen durchgeführt?
(Z. B. Förderkurs, Nachhilfe, Therapie)

Wie lange wurde die Maßnahme durchgeführt? (Mit welchem Ergebnis?)

Seit wann ca. schreibt Ihr Kind in der verbundenen Schrift?

Gab es beim Wechsel zur verbundenen Schrift Schwierigkeiten? (Welche?)

Zusätzliche Mitteilungen

Schweigepflichtentbindung
Wir wünschen Kontakt zwischen:
Lehrer/in **und Therapeut/in**
Tel.: Tel.:
Mail: Mail:

Hiermit entbinden wir genannte Personen von der Schweigepflicht
Datum: **Unterschrift der Eltern:**

RAVEK-S
Ravensburger Erhebungsbogen grafo- und schreibmotorischer Auffälligkeiten

Fragebogen für Schüler/in **ab Klasse 3** **Datum:**
Bitte ausgefüllt an Therapeut/in zurückgeben

Name: **Klasse**

Welche Probleme bestehen beim Schreiben?

Schreibtempo im Vergleich zu Mitschüler/innen
gleich langsamer schneller

Stress beim Schreiben
wann
wie zeigt er sich

Abzüge bei den Noten aufgrund von
schwerer Lesbarkeit
fehlender Struktur

Schreib- oder Rechenfehler aufgrund von
schwerer Lesbarkeit
fehlender Struktur
Zeitmangel

Probleme beim Lernen mit den eigenen Aufschrieben?

Einschätzung der Lesbarkeit der Schrift (wer kann sie lesen, wer nicht)

Bevorzugtes Schreibgerät

Bevorzugtes Papier Linien Karos leer

Gibt es eine Ursache/Erklärung für die Schreibprobleme?

Wurden individuelle unterstützende Maßnahmen durchgeführt?
(Z. B. Förderkurs, Nachhilfe, Therapie)

Eigene Lösungsversuche/Ideen zur Verbesserung des Schreibproblems

RAVEK-S
Ravensburger Erhebungsbogen grafo- und schreibmotorischer Auffälligkeiten

Fragebogen für Lehrer/in **Klasse 1–4** **Datum:**
Bitte ausgefüllt an Therapeut/in zurückgeben. Danke für die Zusammenarbeit.
Eine schriftliche Schweigepflichtentbindung der Eltern liegt vor.

Name Schüler/in: **Klasse:**

Name Lehrer/in: **Tel.:**
Mail:

Name Therapeut/in: **Tel.:**
Mail:

Welche Probleme bestehen beim Schreiben?

Haben Sie eine Erklärung für die Ursachen des Schreibproblems?

Wann ca. wurden welche Schriftarten eingeführt?
Druckschrift
Verbundene Schrift

Gab es Vorübungen zur Formerfassung und Formwiedergabe? (Welche?)

Gab es unterstützende Fördermaßnahmen? (Wie lange/mit welchem Ergebnis?)

Schreibtempo im Vergleich zu Mitschüler/innen?
gleich langsamer schneller

Unsichere Buchstabenformen ja welche

Unsichere Buchstabenverbindungen ja welche

Wie ist die Sitzordnung/wo sitzt der Schüler/die Schülerin?

RAVEK-S
Ravensburger Erhebungsbogen grafo- und schreibmotorischer Auffälligkeiten

Fragebogen für Lehrer/in **ab Klasse 5** **Datum:**
Bitte ausgefüllen und an Therapeut/in zurückgeben. Danke für die Zusammenarbeit.
Eine schriftliche Schweigepflichtentbindung der Eltern liegt vor.

Name Schüler/in: **Klasse:**

Name Lehrer/in: **Tel.:**
Mail:

Name Therapeut/in: **Tel.:**
Mail:

Welche Probleme bestehen beim Schreiben?

Haben Sie eine Erklärung für die Ursachen des Schreibproblems?

Schreibtempo im Vergleich zu Mitschüler/innen?
gleich langsamer schneller

Unsichere Buchstabenformen ja welche

Unsichere Buchstabenverbindungen ja welche

Gab es unterstützende Maßnahmen zur verbesserung des Schreibproblems?
(Wie lange/mit welchem Ergebnis?)

Geben Sie Abzüge bei den Noten aufgrund von
schwerer Lesbarkeit?
fehlender Struktur?

Wie ist die Sitzordnung/wo sitzt der Schüler/die Schülerin?

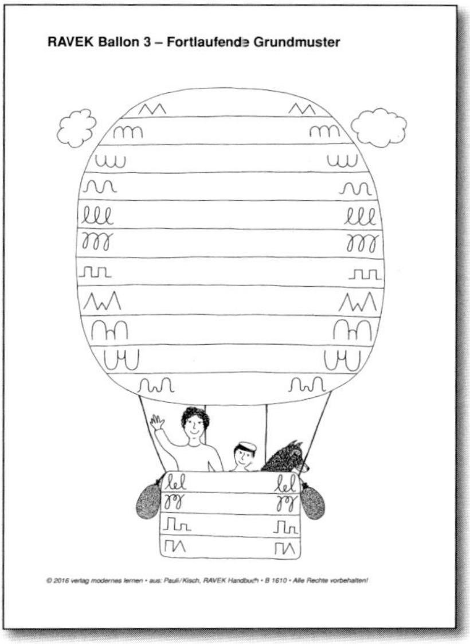

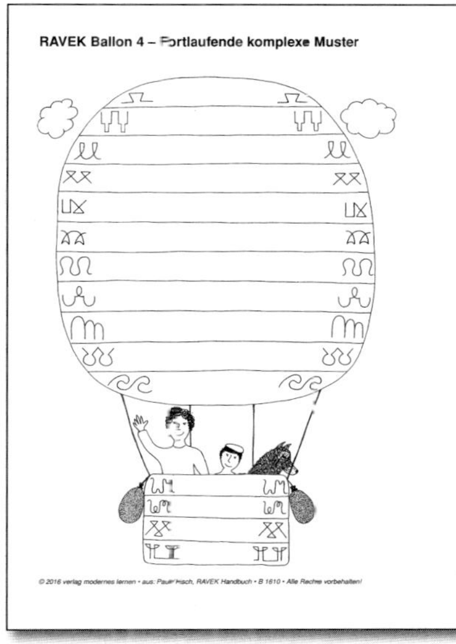

Wochenplan für häusliche Übungen
(5 x in der Woche)

Aufgabe	Datum	Mo	Di	Mi	Do	Fr	Sa	So

8. Schreibstörungen erkennen und analysieren

Die Schrift dient dazu, Informationen möglichst schnell für sich selbst aufzuschreiben und /oder sie an andere Menschen weiterzugeben. Dazu muss sie in erster Linie lesbar sein. Ob sie schön oder nicht schön geschrieben ist, bleibt eine subjektive Meinung des Schreibers oder Lesers.

Immer wieder kommen Schulkinder / Jugendliche mit verschiedenen Schreibschwierigkeiten in die ergotherapeutische Praxis. Ihre Probleme reichen von unleserlichen Schriften bis hin zu Schwierigkeiten durch verkrampftes, langsames Schreiben und Formunsicherheiten bei Buchstaben und Buchstabenanbindungen. Einzelne Buchstaben sind nicht spontan abrufbar oder Richtungsänderungen bei Schlaufungen können nur verlangsamt durchgeführt werden.

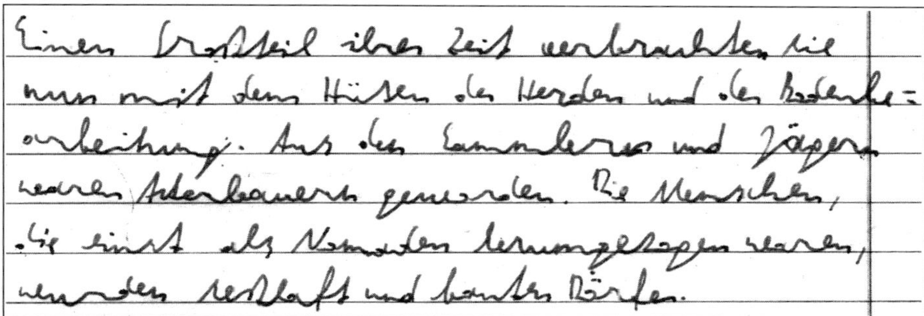

Abb. 26: Unleserliche Schrift

Zur Ermittlung der Ursache sollten die Kinder / Jugendlichen ihre aktuellen Schreib- und Rechenhefte sowie ihren Füller und sonstige Schreibgeräte mitbringen. Aus den Heften werden besonders auffällige Seiten kopiert und die Problembuchstaben, schwierigen Buchstabenverbindungen und die fehlerhaften oder unleserlichen Zahlen farbig markiert (Abb. 27). Anhand dieser Schriftanalyse werden die markierten Formen auf einem Blatt untereinander geschrieben.
In der Therapiestunde sollten die Kinder / Jugendlichen einen kurzen Text mit ihrem Schreibgerät abschreiben, der die problematischen Buchstaben oder Buchstabenverbindung enthält. Die exakte Beobachtung während des Schreibprozesses liefert zusätzlich zur Schriftanalyse wichtige Informationen für das Therapieziel. Festgelegte Texte gibt es dazu nicht, da der Stand des Unterrichtes in der jeweiligen Klasse des Schülers sehr unterschiedlich ist. Sie sollten aus aktuellen Heften entnommen werden.

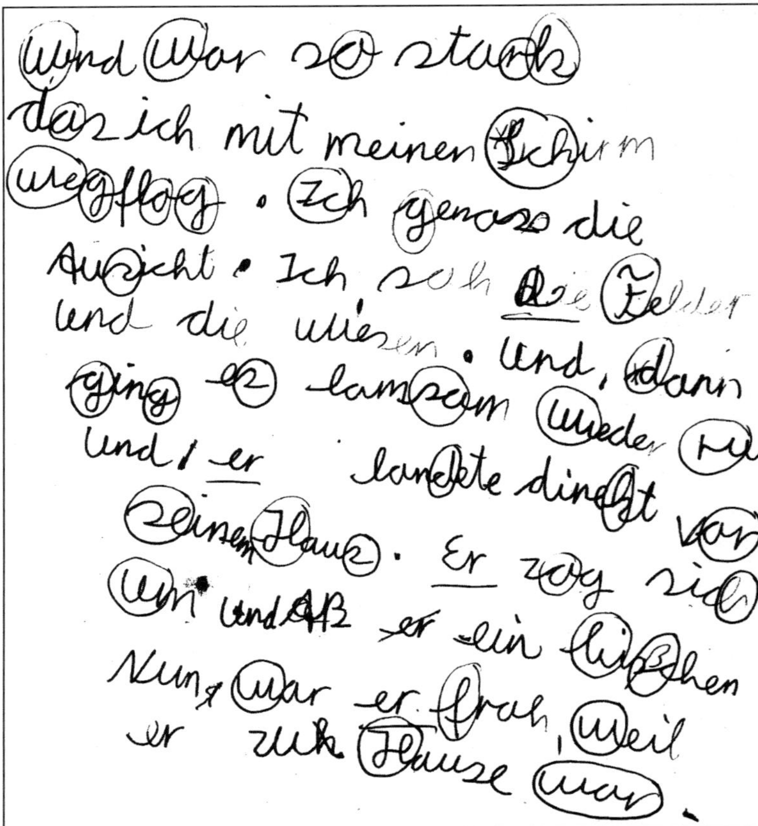

Abb. 27: Markierung von Problembuchstaben und schwierigen Buchstabenverbindungen

Wichtig beim Erkennen und Verstehen der Schreibschwierigkeiten ist das Wissen darüber, wie das Kind schreiben gelernt hat. Bei manchen Kindern werden erst die Großbuchstaben, dann die Kleinbuchstaben der geschriebenen Druckschrift und später eine verbundene Schrift eingeführt. Andere lernen die Groß- und Kleinbuchstaben parallel und wieder andere Kinder lernen sämtliche Buchstaben der Druck- und einer verbundenen Schrift gleichzeitig (siehe S. 121, Abb. 31).

Zur Fehleranalyse muss der Therapeut die verbundene Schrift, die der Schüler schreibt, kennen und zumindest mit Vorlagen schreiben können, da jede Schrift zu unterschiedlichen Schreibschwierigkeiten führen kann. (Kap. 5)

8.1 Einführung

Um die Auffälligkeiten in einer Schrift systematisch erfassen und beurteilen zu können, werden in diesem Kapitel häufige Probleme der Schrift von Kindern / Jugendlichen dargestellt. Erwachsenenschriften bzw. Schriften von Vielschreibern sind nie so geschrieben und ausgeformt, wie es diese Menschen in ihrer Kindheit gelernt haben. Dennoch gibt es Schriften, die besser oder schlechter lesbar sind. Der Unterschied liegt in einer Regelmäßigkeit, in der die Buchstabenformen geschrieben werden, sodass sich der Leser in die Schrift „einlesen“ kann. Es findet ein Wiedererkennungseffekt statt, der es, kombiniert mit der Wahrnehmungskompetenz „Gestalt schließen“, dem Leser ermöglicht, Wörter und Satzteile zu erfassen. (Kap. 2.9.6)

8.2 Welche Ungenauigkeiten bestehen in der Schrift?

Um die Schrift analysieren zu können und die individuellen Probleme jedes Kindes / Jugendlichen erfassen zu können, werden Schriftproben aus den aktuellen Schulheften kopiert. Mit einem farbigen Stift werden die Buchstaben und Buchstabenverbindungen markiert, die die Schrift unleserlich machen, die Schrift verlangsamen oder zu sonstigen unten genannten Schreibproblemen führen. Weiterhin gibt die Beobachtung während des Abschreibens eines bekannten Textes Aufschluss über die Schreibschwierigkeiten, vor allem auch über die Bewegungsaspekte, z. B., aus welchen Gelenken die Bewegung überwiegend geführt wird. (Kap. 2.4) Zusätzlich ist das Abschreiben und / oder Diktieren eines bekannten Textes, z. B. aus dem Schulheft, wichtig, um die dabei entstehenden Schwierigkeiten und das Schreibtempo zu erfassen. (Abb. 27)

8.2.1 Linien werden nicht eingehalten

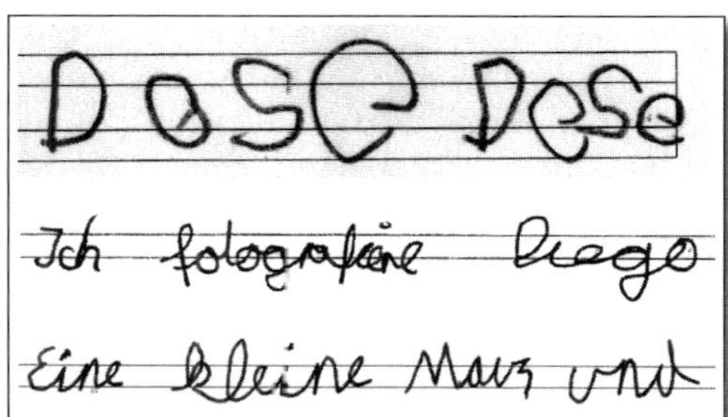

Abb. 28: Schwierigkeiten, die Linie einzuhalten

Einige Kinder haben Schwierigkeiten, sich visuell in den Linien der ersten beiden Klassen zu orientieren. Für diese Kinder sind farblich unterlegte Schreibhefte eine große Hilfe. (Kap. 2.9)
Manchen Kindern fällt es schwer, die Buchstaben in die vorgegebenen Linien, vor allem der 1. und 2. Klasse, häufig aber auch der 3. Klasse, zu platzieren. Die darüber normierten Schriftgrößen entsprechen nicht ihren motorischen und anatomischen Gegebenheiten. Ihre Bewe-

gungssteuerung ist nicht angepasst und so sind ihnen die Linien entweder zu weit oder zu eng. Ihnen gelingt es nicht oder nur unter größter Anstrengung und nur über einen kurzen Zeitraum, die Linien einzuhalten.
Unter Umständen liegen auch unerkannte visuelle Probleme vor.

Das Schreiben in die Linien führt bei den Kindern zu folgenden Schwierigkeiten:

- Extrem langsames Schreiben / Abschreiben mit starker visueller Kontrolle (Texte werden nicht zu Ende geschrieben oder abgeschrieben und Diktaten kann nicht gefolgt werden)
- Erfassen des Textinhalts während des Schreibens nicht möglich
- Auslassen von Buchstaben / Wörtern / Textpassagen, ohne dass das Kind / der Jugendliche dies bemerkt
- Entfaltung der sprachlichen Kreativität, z. B. in einem Aufsatz, nicht möglich
- Anwendung der Rechtschreibregeln nicht möglich

Manche Kinder sind in ihren Bewegungen überschießend und zu großräumig. Dabei überfahren sie die Linien; diese sind ihnen zu eng.
Anderen Kindern sind die Linienabstände viel zu weit, da ihr Bewegungsausmaß in den Fingern geringer ist und sie eher klein schreiben würden, wenn sie die Schriftgröße frei wählen könnten.

Das exakte Hineinschreiben in die Linien, das von vielen Lehrern gefordert wird, gelingt nur mit exakter visueller Kontrolle und ähnelt eher einem „Hineinmalen“ in die Linien. Darüber wird die Entwicklung einer individuellen Schriftgröße und die Bewegungsdynamik verhindert. Es bilden sich zudem keine Bewegungsmuster aus, die beim Schreibprozess abgerufen werden können. Studien von Quenzel und Mahrhofer-Bernt haben gezeigt, dass Kinder die Buchstaben- und Schriftgrößen auch ohne Hilfslinien lernen und einhalten können. In den Waldorfschulen lernen Kinder weitgehend ohne Linien zu schreiben. (Lit. 11 / 26)
Auch Erwachsene können nur langsam und unter größter Anstrengung exakt in Linien schreiben; hier lohnt sich ein Selbstversuch. (Kap. 5.1) Aus diesem Grund ist wiederholtes, langsames Hineinschreiben in Linien eher als „Malen“ einzuschätzen. Müssen schreibauffällige Kinder dies zur Verbesserung der Schreibfähigkeit machen, verbessert sich die Schreibproblematik nicht wesentlich. Wichtiger ist es, die Ursachen zu erkennen und zusammen mit dem Kind / Jugendlichen konstruktiv Lösungen der Schreibproblematik zu erarbeiten.

Die Behandlung von Schreibstörungen kann von daher niemals aus einer Art „Nachhilfe in Schönschreiben“ bestehen!

Förderung:

Jedes Kind sollte ein Gefühl für die unterschiedlichen Buchstaben- und Schriftgrößen entwickeln, z. B. zwischen Groß- und Kleinbuchstaben, und darüber seine individuelle Schriftgröße finden. Dies kann entweder auf Blättern ohne Lineatur probiert werden oder über das Schreiben auf Papier, das nur die Grundlinie hat. Gut geeignet sind Übungen zur Größenvariation aus unseren Programmen „Geschickte Hände zeichnen 3 und 4". (Kap. 9.9/ Lit.)

Weiterhin können die Kinder Schreiberfahrungen in den **KIPAS** (Kap. 9.9) oder mit den Vorlagen der Grundschrift machen. (Kap. 5.2.5) Bei beiden gibt es keine Linien zur Einpassung der Buchstaben, sondern graue und weiße Bereiche, die auch etwas überschrieben werden dürfen. Diese sollen lediglich eine Orientierung für die unterschiedlichen Buchstabengrößen sein und keine einengende Begrenzung, die exakt eingehalten werden muss.

Die Lineatur ist als Hilfe und Orientierung beim Schreiben gedacht. Für manche Schüler ist sie dies allerdings nicht. In dem Fall sollte probiert werden, ob eine Lineatur, die für eine andere Klassenstufe vorgesehen ist, eine bessere Unterstützung darstellt. Beispiel: Ein Schüler, der sich in die Lineatur, die für die 3. Klasse gedacht ist nicht orientieren kann, in der mit Grundlinien aber gut schreiben kann.
In Absprache mit dem Lehrer kann auf diese Lineatur vorübergehend oder dauerhaft gewechselt werden.

8.2.2 Buchstabengrößen stimmen nicht

Teilweise haben Kinder Schwierigkeiten, Buchstabengrößen bewusst zu differenzieren. Für die Größe eines Buchstaben ist der Bewegungsübergang der Schreibfinger vom Zangen- zum Pinzettengriff, d. h. eine Auf- und Abbewegung, erforderlich. Gelingt diese feine Bewegung nur unzureichend, sind Buchstaben in ihrer Oberlänge und Unterlänge zu klein ausgeführt. Dies führt zur Verwechslung formähnlicher Buchstaben, wie z. B. das kleine *e* und *l* in der LA sowie zu Schwierigkeiten, Wörter beim Lesen als „Wortbild" zu erfassen, z. B. wenn die Kinder beim kleinen f in der verbundenen Schrift keine Unterlänge schreiben, wie dies nur bei der Druckschrift vorgesehen ist.

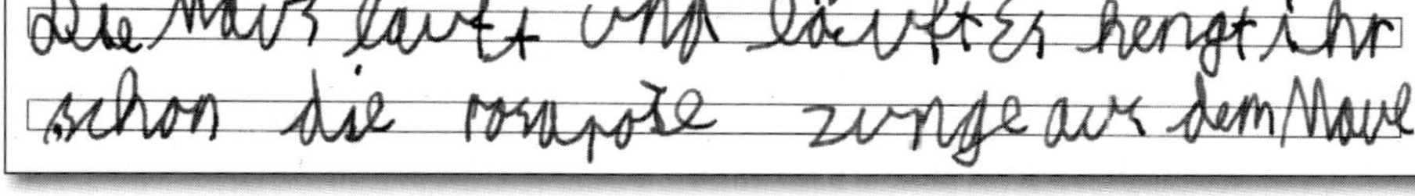

Abb. 29: Buchstabengrößen stimmen nicht, hier auch einzelne Buchstabenverbindungen (Kap. 8.2.6)

Förderung:

Übungen zur Beweglichkeit der Finger – speziell beim Übergang vom Pinzetten - zum Zangengriff, z. B. durch Sammeln kleiner Perlen in die gleiche Hand / kleine Kügelchen aus Knete, Therapieknete, Ton oder Wachs zwischen den Fingern formen.

Einige Kinder, die Schwierigkeiten haben, Buchstaben mit ausreichender Oberlänge zu schreiben, halten den Schrift zu weit unten fest. Somit ist ihr Bewegungsausmaß eingeschränkt. Sie sollten lernen, den Stift weit genug oben zu halten und an ihm ohne Hilfe der anderen Hand nach oben zu „klettern".

Kinder, die generell Schwierigkeiten mit der exakten Wiedergabe von Längen und Größen haben, sollten zunächst lernen, Längen und Größen visuell abzuschätzen und Sortierübungen, z. B. mit Knöpfen und Stäben durchführen. Weiterhin sollten sie Malübungen mit Strichen machen und zunächst Blätter mit Strichen gleicher Länge füllen. Im weiteren Übungsverlauf werden die Strichlängen variiert und Schrägen sowie Rundungen hinzugenommen. Hilfreich dazu sind Skalierübungen aus unseren Programmen „Geschickte Hände zeichnen 3 und 4" (Lit.) sowie Übungen zur Größenvariation oder das Schreiben in den **KIPAS.** (Kap. 9.9)

8.2.3 Buchstaben- / Zahlenformen unsicher

Wenn Kinder / Jugendliche unsicher in der Formwiedergabe von Buchstaben, Buchstabenverbindungen und Zahlen sind, führt dies zu Problemen beim Schreiben und Abschreiben. Dabei kann der Inhalt von Texten oder Aufgaben häufig nicht erfasst werden, weil die Aufmerksamkeit stark auf das Planen der Form des unsicheren Buchstabens oder der Verbindung gerichtet werden muss.

Einige Kinder haben Schwierigkeiten, sich die vielen Formen der Buchstaben und / oder sogar der Zahlen zu merken. Dabei können sie die Buchstaben erkennen, häufig auch richtig benennen, nicht aber korrekt in der Form schreiben. Sie haben keine automatisierten Bewegungsmuster abgespeichert und können diese deshalb nicht sicher abrufen.

Wenn Kinder einen Buchstaben schreiben müssen, der ihnen schwer fällt oder dessen Form sie vergessen haben, wechseln sie entweder in eine andere Schriftart, z. B. von der verbundenen Schrift in die geschriebene Druckschrift oder umgekehrt, bzw. sie schreiben z. B. das Wort klein, obwohl sie wissen, dass es groß geschrieben wird. Manche Kinder übermalen ihren Buchstaben mehrfach, bis er völlig unleserlich ist oder suchen in ihrer Not nach Umschreibungen. Wenn sie z. B.

den Buchstaben Z nicht schreiben können, wählen sie anstelle von „Zwerg“ die Umschreibung „kleines Männchen“.

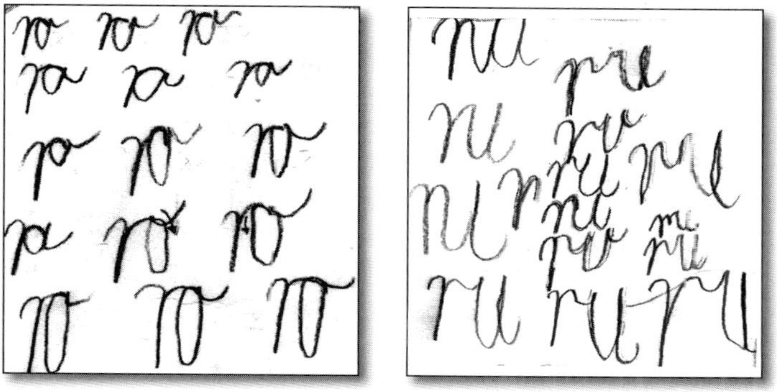

Abb. 30: Unsichere Buchstabenformen und -anbindungen

Häufig entstehen Formunsicherheiten durch zu schnelles Erlernen der Buchstaben mit zu wenigen Schreibwiederholungen, z. B. für ein Kind mit unterschiedlichen fein- und grafomotorischer Problemen, wenn die geschriebene Druck- und verbundene Schrift gleichzeitig eingeführt wurde.

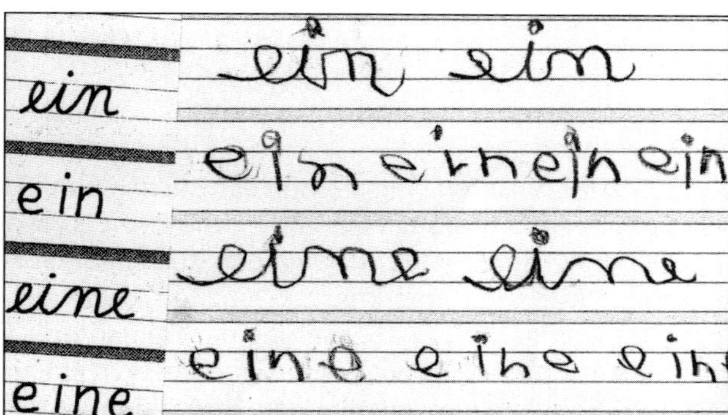

Abb. 31: Druck- und Schreibschrift wird gleichzeitig eingeführt

Wenn Kinder mit einem Füller schreiben, ist das Stocken im Schreibablauf durch einen stärkeren Tintenfluss an den jeweiligen Stellen zu sehen (dazu die Seite gegen das Licht halten). Weitere Ursachen für einen stockenden Schreibfluss können allerdings auch motorische Schwierigkeiten oder Schwächen in der Rechtschreibung sein, z. B. wenn das Kind lange überlegen muss, wie ein Wort geschrieben wird.

Förderung:

Zuerst muss dem Kind / Jugendlichen das Problem bewusst gemacht werden, dass entweder seine Buchstaben / Buchstabenverbindungen für Andere nahezu „unlesbar“ sind, oder diese fehlerhaft geschrieben sind. Der Grund dafür könnte sein, dass Buchstabenformen nicht sicher abgespeichert wurden. Mit dem Kind / Jugendlichen sollte anhand der Schrift überprüft werden, welche Verbindungen extrem unleserlich sind, welche u. U. auch schon zu Fehlern in der Benotung geführt haben und welche Buchstabenverbindungen bzw. Kurzwörter wie z. B. der, und, mit, in der deutschen Sprache häufig vorkommen und von daher geübt werden sollten.
Zur Verdeutlichung der erschwerten Lesbarkeit können einzelne Buchstaben oder Wortteile abgedeckt und somit aus dem Satzzusammenhang gerissen werden (die Kompetenz „Gestalt schließen“ wird ausgeschaltet). Das Kind / der Jugendliche soll dann versuchen, die Buchstaben oder die Wörter mit den Problembuchstaben zu erlesen. Diese unsicheren Buchstaben / Buchstabenverbindungen und Zahlen müssen systematisch geübt und die unsicheren Formen vielfach auf die gleiche Art und Weise in Schriftgröße geschrieben werden. Nur darüber kann das Kind die Schreibbewegung und die Form der Buchstaben automatisieren. (Kap. 8.2.4 / 9.5)
Bei jüngeren Kindern sollte die Formenvielfalt der Buchstaben zunächst auf die Schrift reduzieren werden, die dem Kind leichter fällt. In dieser Schrift sollte es dann ausschließlich schreiben.

Übungsmöglichkeiten für jüngere Kinder

Gerade beim jüngeren Kind, das Schwierigkeiten beim Lernen der Buchstabenformen und mit dem Speichern der Schreibbewegung hat, gilt es, die Bewegungsmuster spielerisch und dennoch über ein direktes Training mit den Buchstabenformen / Zahlenformen zu erarbeiten. Zwar muss weiterhin an Defiziten im Bereich der Vorläuferfähigkeiten gearbeitet werden (z. B. Verbesserung der Feinmotorik / Verbesserung der visumotorischen Koordination, etc.), aber es ist ein Irrtum zu glauben, dass sich bei einem unspezifischen Training der Fein- und Grafomotorik die Unsicherheiten in der Buchstabenform von allein verbessern könnten.

Übungsbeispiele

- Bei großer Formunsicherheit werden die Formen oder Buchstabenverbindungen (Zahlen) vom Therapeut aufgeschrieben. Das Kind übermalt diese mit mehreren Farben oder löscht sie mit einem „Tintenkiller“ aus, indem es mehrfach die Form nachspurt.
- Eine Buchstabenvorlage unter eine Glas- oder Plexiglasscheibe legen, das Kind spurt die Vorlage mit abwaschbaren Farben wiederholt nach.

- Zur Erarbeitung der Buchstaben- / Zahlenformen und der Orientierung in der Linienstruktur können diese auf einer DIN A4 großen Tafel wiederholt vom Therapeuten geschrieben werden. Das Kind wischt sie im Formverlauf des jeweiligen Buchstaben / der Zahl mit dem Stift aus dem „Aqua Doodle"-Spiel wieder aus; so prägt sich der Bewegungsablauf ein. In einem zweiten Schritt kann das Kind zwischen vorgeschriebene Buchstaben selbst weitere schreiben und danach alle mit dem „Aqua Doodle"-Stift überschreiben. (Dabei ist darauf zu achten, dass die zu übende Schreibrichtung eingehalten wird.)
- Auf einer Tafel die Buchstabenformen mit Kreide vormalen und mit einem feinem nassen Borstenpinsel, der in Stifthaltung gehalten wird, nachfahren.
- Auf Raufasertapete schreiben; die taktil-kinästhetische Wahrnehmung wird dabei verstärkt und die Aufmerksamkeit auf die Stiftspitze gelenkt, da die Stiftführung schwieriger ist, als auf glattem Papier.
- Buchstaben auf den Rücken des Partners, den eigenen Oberschenkel oder in die Luft „schreiben". Diese Übung unterstützt die *„sensomotorische Erinnerung"* für die Form. (Kap. 1.2)
- Buchstabenfangen: Der Therapeut und das Kind sitzen sich gegenüber oder neben einander. Benötigt wird ein DIN A3-Papier, zwei verschiedenfarbige Stifte und ein Kreisel. Der Kreisel wird angedreht und das Kind malt so schnell es kann mehrere des zu übenden Buchstaben über das Blatt verteilt. Nur korrekt geschriebene Buchstaben werden vom Therapeuten mit dem gleichen Buchstaben überschrieben – falsche Buchstaben werden sofort vom Therapeuten durchgestrichen. Wenn der Kreisel umkippt, wird geschaut, wie viele Buchstaben nicht überschrieben (= gefangen) wurden und die Anzahl notiert. (Anschließend wird gewechselt.)
- „Wie viele Buchstaben / Zahlen schaffst Du in einer zuvor ausgemachten Zeit?" Die Zeit mit einer Stoppuhr messen, die benötigte Zeit / Steigerungen notieren.
- Mit geschlossenen Augen die zu übenden Buchstaben / Zahlen schreiben. Beim Schreiben ohne visuelle Kontrolle wird über die taktil-kinästhetische Wahrnehmung die so genannte *„sensomotorische Erinnerung"* unterstützt. (Kap. 1.2)
- Während des Schreibens unterhalten / singen / einfache Rechenaufgaben lösen. Dies ist erst möglich, wenn die Form schon annähernd automatisiert wurde und aus dem Bewegungsgedächnis abgerufen werden kann.
- Sich die Schreibweise von Buchstaben / Zahlen z. B. beim Autofahren oder Spaziergang vorstellen. Schon das wiederholte mentale Vorstellen einer Schreibweise hilft, die Hirnareale, in denen die Bewegungen gespeichert werden, zu aktivieren, den Bewegungsablauf zu planen und die Bewegungsmuster zu vertiefen.

Förderung für ältere Kinder

Bei älteren Kindern / Jugendlichen nach dem Schriftspracherwerb kommt es nicht selten vor, dass Buchstabenformen noch unsicher sind, somit den Schreibfluss beeinträchtigen und ein Übermaß an Konzentration erfordern. Ist dies der Fall, muss ganz gezielt an den defizitären Buchstabenformen gearbeitet werden und nach und nach auch die Verbindung der Problembuchstaben vom vorhergehenden und zum nächsten Buchstaben trainiert werden. Dies kann mithilfe der „KIPAS“ durchgeführt werden, aber auch auf einfachen Linien.

8.2.4 Buchstaben / Zahlen nicht einheitlich geschrieben

Damit sich Schreibbewegungsmuster ausbilden, die jederzeit abgerufen werden können, ist es wichtig, dass Buchstaben und Zahlen nicht zu langsam, möglichst häufig und ohne das genaue visuelle Kontrollieren und exakte Anpassen in die Linien oder Kästchen geschrieben werden.
Eine weitere Voraussetzung dazu ist, dass die Buchstaben / Zahlen immer auf die gleichen Art und Weise geschrieben werden. Das bedeutet, dass sich kein Bewegungsmuster ausbildet, wenn z. B. die Ziffer 5 einmal mit dem senkrechten Strich begonnen wird und das nächste Mal mit dem waagerechten Strich von rechts nach links. Das Aussehen der Form ist am Ende zwar gleich, aber der Entstehungsprozess ist ein anderer.
Im Nachhinein kann kaum festgestellt werden, wie das Kind die jeweilige Form geschrieben hat. Von daher ist im Schreiblernprozess und während der Therapie sehr wichtig, immer auf die Beibehaltung der Schreibweise eines Buchstaben / einer Zahl zu achten.

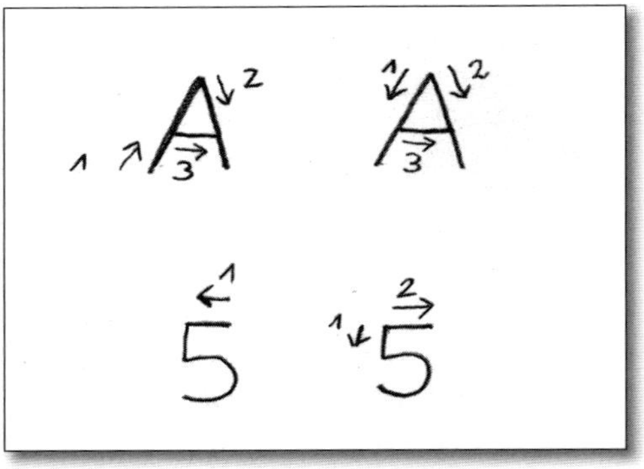

Abb. 32: Keine einheitliche Schreibweise

Hat sich das Kind bei gutem Ergebnis ein Bewegungsmuster angeeignet, das nicht den Richtungspfeilen des Schreiblehrgangs entsprich, sollte dies bei der geschriebenen Druckschrift und den Zahlen beibehalten werden. Sie bleiben immer Einzelsymbole und werden nie verbunden geschrieben. Es wäre für das Kind sehr mühsam und nur über sehr viel „daran denken“ und häufiges Üben möglich, seine Bewegungsmuster zu verändern.

Ist das Ergebnis jedoch schlecht oder es handelt sich um einen Buchstaben der verbundenen Schrift, sollte versucht werden, dass das Kind lernt, den Buchstaben über häufige Wiederholungen ergonomisch zu schreiben.

8.2.5 Formähnliche Buchstaben nicht deutlich unterschieden

Für Kinder / Jugendliche mit schreibmotorischen Auffälligkeiten ist es häufig schwer, formähnliche Buchstaben eindeutig zu unterscheiden. Diese klare Unterscheidung ist jedoch unerlässlich für eine leicht zu lesende Schrift. Hier wird beispielhaft beschrieben, welche formähnlichen Buchstaben es gibt und durch welche „Fehlerquelle" ihre Unterscheidung beeinträchtigt wird.

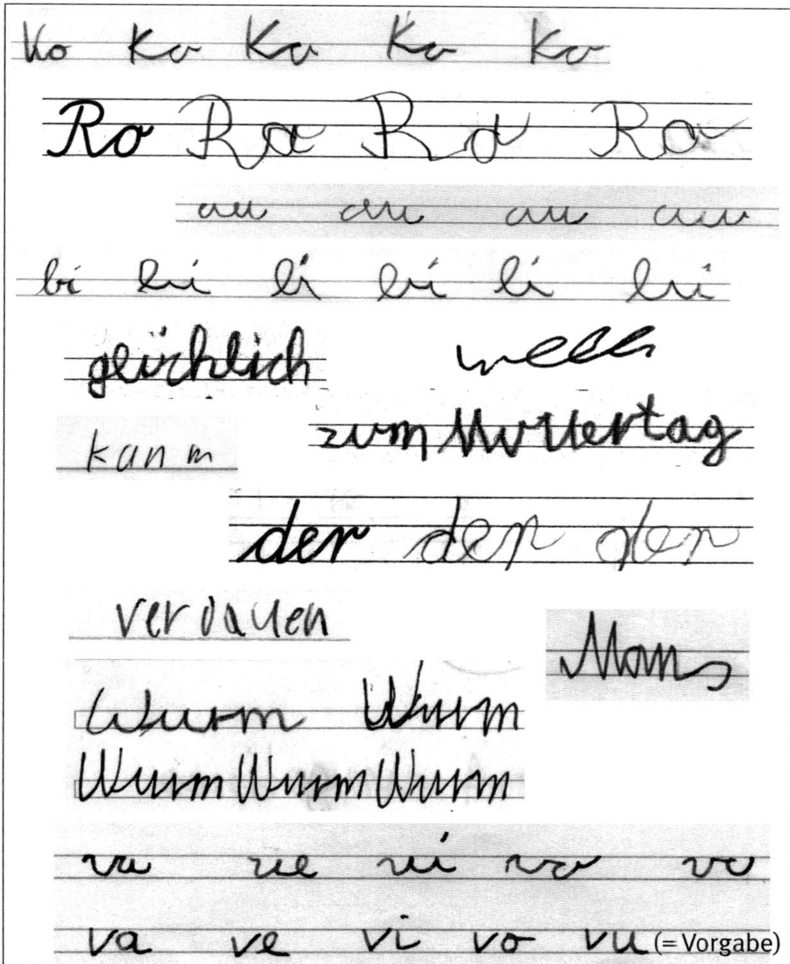

Abb. 33: Formähnliche Buchstaben nicht deutlich unterschieden

Formähnliche Buchstaben und Fehlerquellen:

a / c: Die Form des a wird nicht deutlich geschlossen
a / d: Der Oberlängenstrich beim d ist zu kurz
a / o: Die Länge des Abstrichs / Häkchens beim a und die Anbindung zum nächsten Buchstaben ist unklar
a / u: Das a wird nicht eindeutig geschlossen oder ist ganz offen
b / l: Der Bogen beim b wird nicht exakt ausgeformt
e / l: In der LA wird die Größe nicht deutlich unterschieden
ei / u: Bei der LA wird die e-Schlaufe nicht deutlich geformt
h / k: Der Einknick beim k ist nicht deutlich
n / m: Die Anzahl der Bogen ist unsicher
n / h: Der Oberlängenstrich beim h ist zu kurz
r / n: Die Länge / Richtung des Häkchens / des Abstrichs und / oder die Anbindung zum nächsten Buchstaben ist unklar
r / v: Die Form wird nicht deutlich unterschieden (das r ist zu offen / das v zu eng geschrieben)
u / n: Die Rundungen oben oder unten sind nicht eindeutig (es entstehen Wellen)
u / o: Die Gerade und der Bogen sind nicht deutlich unterschiedlich (die Form ist nicht eindeutig offen / geschlossen)
u / v: Die Gerade / die Schräge sind nicht eindeutig unterschiedlich und die Anbindung zum nächsten Buchstaben ist unklar

Bei den Buchstaben m und n sowie v und w sind die Kinder beim Schreiben teilweise damit überfordert, die Bögen mitzuzählen bzw. sich aus dem Bewegungsgefühl heraus zu „erinnern“, wie viele Bögen sie schon gemacht haben.

Förderung:

Um Bewegungsmuster für das Schreiben zu automatisieren, ist grundsätzlich ein variationsreiches, direktes Üben mit den Buchstabenformen erforderlich.

8.2.6 Buchstabenverbindungen stimmen nicht

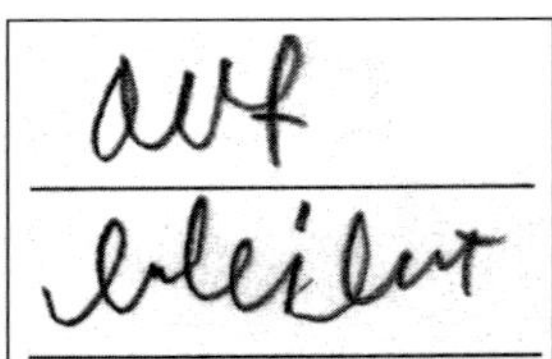

Abb. 34: Buchstabenverbindungen stimmen nicht

Bei dieser Schwierigkeit sind die Kinder darin unsicher, wie sie von einem Buchstaben zum nächsten gelangen, obwohl es ihnen gelingt, den einzelnen Buchstaben isoliert richtig zu schreiben. U. U. schreiben sie einige Verbindungen richtig, z. B. oh oder ot, und beherrschen lediglich bestimmte Kombinationen nicht, z. B. od, om oder on.

Förderung:

Der Therapeut muss erkennen, welche Buchstabenkombinationen nicht oder unsicher gelingen und versuchen, in den Schreibfehlern ein System zu erkennen, z. B. ob ein bestimmter Richtungswechsel nicht gelingt. Danach muss über häufiges, bei jüngeren Kindern auch spielerisches Üben versuchen werden, diese Kombination als Bewegungsmuster zu „verankern". Dazu ist es ausreichend, nur die Buchstabenkombination und nicht ganze Wörter häufig zu schreiben (konzentriertes Arbeiten direkt am Problem - der Rest des Wortes wird ja richtig geschrieben).

8.2.7 Buchstaben / Zahlen werden gespiegelt

Das Spiegeln von Buchstaben und Zahlen ist vor allem im ersten Schuljahr bei Kindern immer wieder zu sehen.
Diese Kinder sollten genau beobachtet und mithilfe eines Tests abgeklärt werden, ob eine generelle visuelle Schwäche im Erkennen und Wiedergeben der richtigen Raum-Lage besteht. (Siehe S. 26)
Normalerweise können Kinder bereits im Vorschulalter unterscheiden, ob etwas zur rechten oder linken Seite schaut. Allerdings müssen sie erst lernen, dass diese Unterscheidung und Differenzierung bei Buchstaben sehr wichtig ist.

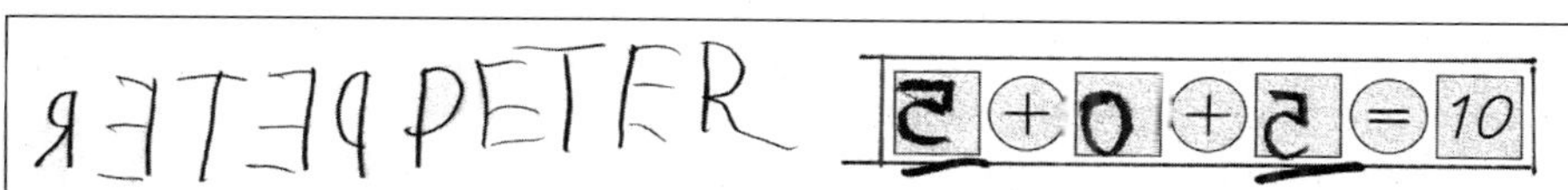

Abb. 35: Buchstaben / Zahlen werden gespiegelt

Im Vorschulalter bleibt für das Kind z. B. eine Hundefigur immer ein Hund, völlig unabhängig davon, ob dieser nach rechts oder links schaut. Bei Buchstaben und Zahlen erlebt das Kind nun, dass Erwachsene sagen, sein geschriebener Buchstabe sei „falsch". Dabei stimmt zwar die Form, z. B. ein senkrechter Strich mit drei waagerechten Strichen daran, aber nicht die Richtung.
Dies ist ein wichtiger Sensibilisierungsprozess und bei Verdrehungen sollten die Kinder mit der Formulierung darauf hingewiesen werden, dass „man sich irgendwann darauf geeinigt hat, den Buchstaben so zu schreiben, dass die waagerechten Striche, z. B. bei E und F, nach rechts zeigen".

Gewöhnt sich das Kind durch das Verdrehen des Buchstaben ein falsches Bewegungsmuster beim Schreiben an, ist es schwierig, einen anderen Schreibbewegungsablauf zu erlernen.
Bei vielen Kindern führt dies dazu, dass sie über einen längeren Zeitraum sehr verunsichert sind und in dieser Zeit gar nicht mehr wissen, ob der Buchstabe oder die Zahl „so oder doch anders herum" geschrieben wird.

Förderung:

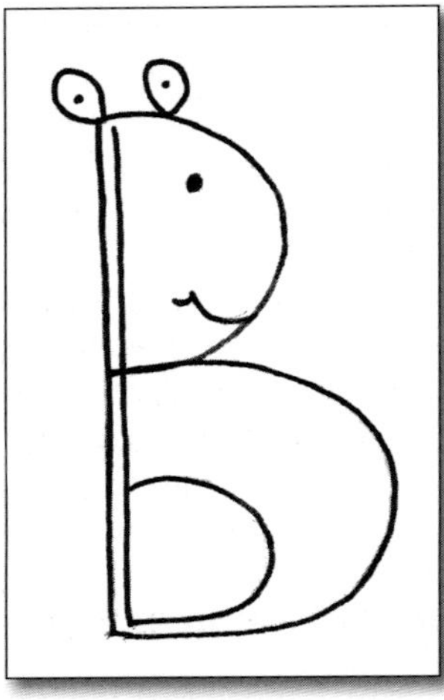

Abb. 36: „Mama Bär hat ihr kleines Bärenkind in ihrem Bauch"

Es ist wichtig, beim Üben unbedingt so lange bei einer Form zu bleiben, bis diese sicher visuell unterschieden und in der richtigen Raumlage geschrieben wird. Es dürfen nie formähnliche Buchstaben, Z. B. b und d gleichzeitig geübt werden, da die Kinder sonst permanent irritiert sind und keine der Formen wirklich sicher im Gehirn „verankert" wird. Die Speicherung des Bewegungsmusters ist für jeden Buchstaben umso besser möglich, je klarer es sich von dem Bewegungsmuster anderer gleichzeitig zu lernender Buchstaben unterscheidet. Vor allem bei Kindern mit großer Formunsicherheit und Raumlage-Störung muss dies unbedingt berücksichtigt werden.
Dies gilt vor allem für das häufig gespiegelte und verwechselte b und d. Zur „Verankerung" des b hilft das Bild vom Bären: „Mama Bär hat ihr kleines Bärenkind in ihrem Bauch". Für ältere Kinder ist der Merksatz: b = bleibt, d = dreht u. U. auch hilfreich. Bei dieser Spiegelung muss darauf geachtet werden, wie das Kind die beiden Buchstaben schreibt (siehe Kap. 5.2.1).
Damit sich diese eine Richtung sicher einprägt, muss zunächst diese Form sicher erkannt und wiedergegeben werden können, bevor Differenzierungsaufgaben in Kombination mit d, p und q sinnvoll sind.

8.2.8 Größenverhältnisse stimmen nicht

Die Größenverhältnisse der Buchstaben zueinander bestimmen die Lesbarkeit einer Schrift, z. B. dass der Großbuchstabe S etwa doppelt so groß ist als das kleine s. Während des Lesens gewöhnt sich das Auge an eine Schriftgröße, die das gesamte Erfassen von Buchstaben, Buchstabenverbindungen, Wortteilen und Wörtern ermöglicht. So kommt es mit zunehmender Lesegeläufigkeit zur sogenannten Schriftbilderfassung. Das bedeutet, dass häufige Wörter, ganz besonders

Kurzwörter, z. B. der, die, das, mit, und, wie etc. an ihrem optischen Bild erkannt werden, ohne dass die einzelnen Buchstaben erlesen werden müssen. Darüber ist es im Verlauf des Lese-Lernprozesses möglich, schnell zu lesen, indem man von Wort zu Wort „gleiten" kann und dieses über das Wortbild erfasst.

Selbst für geübte Leser ist es aus diesem Grund schwierig, zu große Schriften über die gewohnte Wortbilderfassung zu lesen, wie z. B. bei Texten in „Erstlesebüchern". Hierbei kommt es auch bei diesen Lesern immer wieder zu Lesefehlern, z. B. „halten" statt „hatten", weil nicht über die Erfassung des Wortbilds gelesen werden kann, sondern das Wort Buchstabe für Buchstabe erlesen werden muss.

Förderung:

Auf der Grundlage der Schriftanalyse muss herausgefunden werden, bei welchen Buchstaben die Größenverhältnisse nicht stimmen. Das Kind muss zunächst ein Gefühl für Größenverhältnisse sowie für die Proportionen der Ober- und Unterlängen bekommen. Dazu eignen sich Skalierungsübungen und Übungen zu den Größenverhältnissen in den „KIPAS" aus unseren Zeichenprogrammen „Geschickte Hände zeichnen 3 und 4. (Kap. 9.6) Zudem müssen konkrete Übung der problematischen Buchstaben mit Buchstabenverbindungen und das automatisierte Schreiben von Kurzwörtern geübt werden. (Kap. 9.5)

8.2.9 Uneinheitliche Buchstabengröße / Ober- und Unterlängen nicht ausreichend

8.2.9.1 Uneinheitliche Buchstabengrößen

Die Lesbarkeit einer Schrift wird zum großen Teil durch das Verhältnis der Buchstabengrößen zueinander bestimmt.
Wird ein Buchstabe, der eine Oberlänge hat, nicht deutlich größer als der Kleinbuchstabe geschrieben, sieht er wie der entsprechende Kleinbuchstabe aus. Dieses Problem besteht vor allem bei Druckbuchstaben, deren Form, groß wie klein geschrieben, gleich ist, z. B. C / c, K / k, O / o, S / s, U / u, V / v, W / w, X / x, Z / z. Dabei kann es dazu kommen, dass dem Kind Wörter als Fehler angerechnet werden, weil nicht klar ersichtlich ist, ob die Groß- / Kleinschreibregel richtig beachtet wurde.

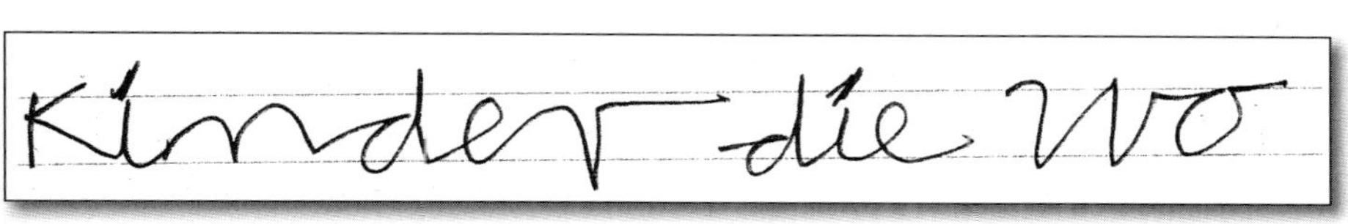

Abb. 37: Verhältnis der Buchstabengrößen zueinander bestimmt die Lesbarkeit

8.2.9.2 Ober- oder Unterlänge nicht ausreichend

Formähnliche Buchstaben können beim Lesen leicht verwechselt werden, wenn die Ober- bzw. Unterlänge nicht ausreichend gestaltet ist.
Z. B. sieht bei fehlender Oberlänge ein d wie ein ɑ und ein l wie ein e aus.
Bei fehlender Unterlänge sieht ein f aus wie ein l, ein g wie ein misslungenes ɑ und ein j wie ein i.

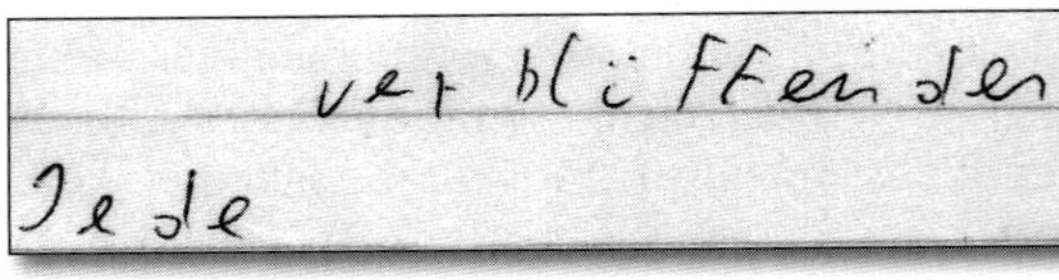

Abb. 38: Unterlänge nicht ausreichend gestaltet

8.2.9.3 Unterlänge bei f und ß

In der Druckschrift gibt es bei diesen beiden Kleinbuchstaben keine Unterlänge. Lernt das Kind nun eine verbundene Schrift, werden beide Buchstaben mit Unterlängen geschrieben. Kinder mit Schreibunsicherheiten sind beim Schreiben der verbundenen Schrift irritiert und schreiben die Unterlängen nicht.

Förderung:

Zuerst wird dem Kind / Jugendlichen durch Abdecken des Satz- und Wortzusammenhangs und seinen Versuch, sein Wort zu erlesen, das Problem bewusst gemacht.
Ein systematisches Üben an den problematischen Buchstaben (Kap. 8.2.9) wird ergänzt durch Übungen aus unseren Arbeitsmaterialien „Geschickte Hände zeichnen 3 und 4“. Zunächst kann durch Skalierungsübungen die Wahrnehmung und Umsetzung von Größenverhältnissen erarbeitet und im Verlauf mit den Übungen in den „KIPAS“ das „Gefühl“ für Größenverhältnisse und Proportionen verbessert werden. Mit den Übungen zur Größenvariation wird auch die Beweglichkeit der Finger beim Schreiben gefördert, denn Defizite in diesem Bereich beeinträchtigen häufig die exakte Schreibbewegung.
Häufig halten die Kinder den Stift zu weit unten fest und haben somit zu wenig Beweglichkeit, um die Ober- und Unterlängen auszuführen.

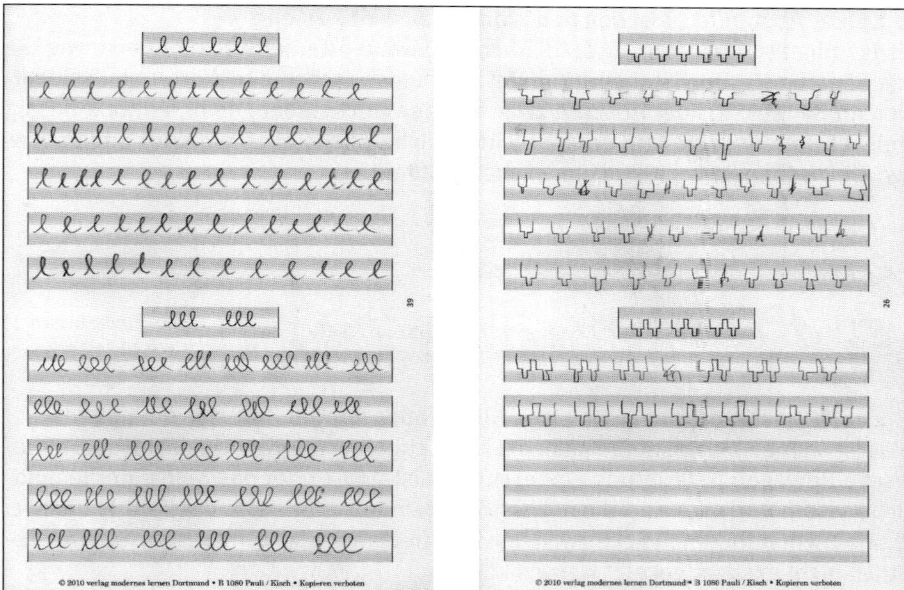

Abb. 39: Beispiel aus „Geschickte Hände zeichnen 3", S. 39 und 26

8.2.10 Abstände der Buchstaben / Wörter

Die Abstände der Buchstaben innerhalb eines Wortes, zwischen den Wörtern und auch innerhalb eines Buchstaben sind von entscheidender Bedeutung für die Lesbarkeit. Sind sie zu weit oder zu eng, ist die Schrift schwer zu lesen. Bei grafomotorischen und Schreibübungen sollte dann verstärkt auf eine gleichmäßige Einteilung und das Einhalten gleicher Abstände geachtet werden.
Wichtig ist, dass Kinder ein Gefühl für Größen und Abstände bekommen. Dazu eignen sich die Skalierungsübungen aus unseren Zeichenprogrammen „Geschickte Hände zeichnen" 3 und 4.

8.2.10.1 Abstände der Buchstaben innerhalb eines Wortes zu weit / zu eng

Wenn die Schrift zu breit geschrieben wird, kann das Wort nicht als Gesamtbild erfasst werden, z.B.: B u c h s t a b e n / Buchstaben. Ähnlich ist es, wenn die Buchstaben zu eng aneinander geschrieben werden.

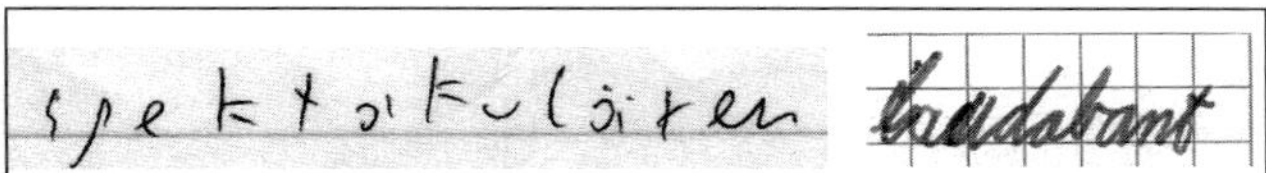

Abb. 40: Abstände der Buchstaben zu weit und zu eng

8.2.10.2 Abstände zwischen den Wörtern zu weit / zu eng

Es ist günstig, wenn der Abstand zwischen zwei Wörtern etwa so breit ist, wie die kleinen, runden Buchstaben ɑ / o. Der Abstand zwischen den Wörtern muss deutlich größer sein als der Abstand zwischen den Buchstaben, damit ein Text flüssig gelesen werden kann und erkannt wird, welche Buchstaben ein Wort bilden bzw. wo ein Wort zu Ende ist und das nächste anfängt.

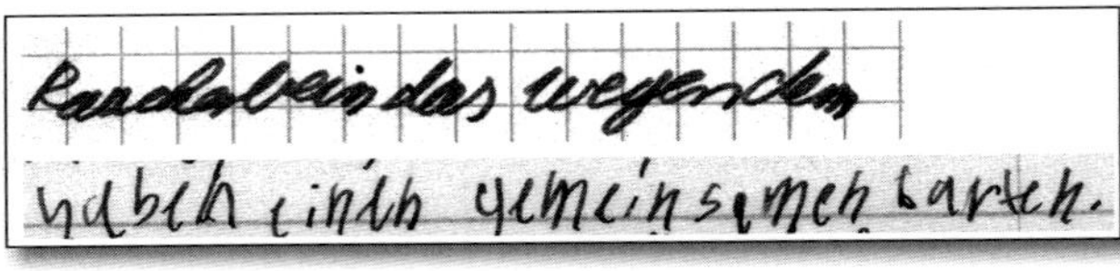

Abb. 41: Abstände zwischen den Wörtern zu eng

8.2.10.3 Abstände innerhalb eines Buchstaben zu weit / zu eng / ineinander

Häufig können die Abstände nicht exakt durchgeführt werden, weil die grafomotorische Bewegungssteuerung eingeschränkt ist und / oder das Kind / der Jugendliche visumotorische Koordinationsstörungen hat, z. B. bei K entsteht l< und bei d und ɑ entsteht eine Lücke zwischen der Kreisform und dem Strich, weil der Abstrich nicht exakt angesetzt werden kann.

Förderung:

Zuerst muss dem Kind / Jugendlichen das Problem bewusst gemacht werden. Dazu kann man Wortteile abdecken und die Problembuchstaben erlesen lassen.
Ein systematisches Üben an den Problembuchstaben ist unerlässlich. Um die Grundfähigkeiten zu verbessern, eignen sich aus unseren Zeichenprogrammen „Geschickte Hände zeichnen 3 und 4“ die Skalierungsübungen, das Arbeiten mit den „KIPAS“ und Übungen zu Größenvariationen.
Wichtig ist, den Kindern / Jugendlichen ein ganz bewusstes Variieren zu ermöglichen, z. B. Buchstaben oder Übungsformen ’mal breiter, ’mal schmaler auszuführen.
Wird, was besonders bei Schreibanfängern vorkommt, der Abstand zwischen den Wörtern nicht eingehalten, kann das bewusste Malen eines „Zwischenzeichens“, z. B. eines Kringels in der Größe des Kleinbuchstaben **o** hilfreich sein. Im weiteren Verlauf sollte das Kind das „Zwischenzeichen“ nur noch zu sich selbst sagen oder gedanklich vorstellen. Teilweise wird empfohlen, den Zeigefinger der anderen Hand als „Abstandsmesser“ dazwischen zu halten, was aber den flüssigen Schreibprozess unterbricht.

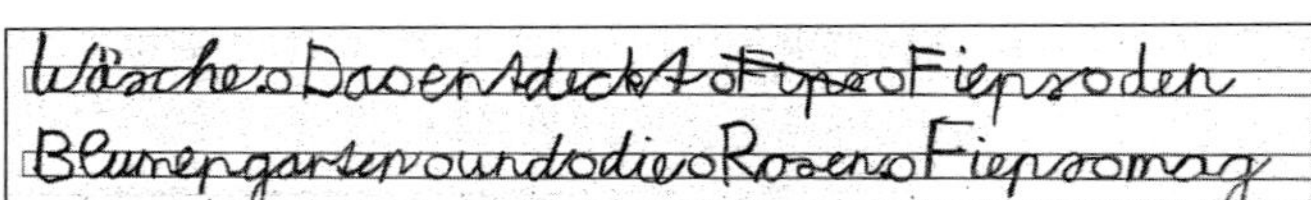

Abb. 42: Zwischenzeichen als Abstand zwischen den Wörtern

8.2.11 Schreibtempo

Einige Kinder / Jugendliche können gut leserlich schreiben, solange sie ausreichend Zeit dazu haben. Nehmen die Schreibmenge und das Tempo zu, bestehen Zeitdruck und Stress, wie z. B. bei einer Klassenarbeit: Die Schrift wird zunehmend unleserlich. Bei der Schriftanalyse kann man deutlich sehen, wie die Schrift mehr und mehr an Formkontrolle verliert und uneinheitlicher wird, die Größe variiert und die Linien nicht mehr als Orientierung genutzt werden. Somit können die wichtigsten Aspekte, die eine Schrift lesbar machen, nicht mehr ausgeführt werden. Die Schreibmotorik der Kinder / Jugendlichen ist noch unzureichend entwickelt, sodass sie die kleinräumigen Bewegungen nicht schnell genug ausführen können.
U. U. liegt bei den Kindern / Jugendlichen eine mangelnde taktil-kinästhetische Wahrnehmung vor, sodass sie dadurch kein Gespür für Tempo- und Kraftvariationen haben oder sie arbeiten aus Motivationsmangel „flüchtig".
Häufig rutschen sie bei hohem Schreibtempo auch am Stift nach unten, und aus diesem Grund ist die Fingerbeweglichkeit zusätzlich eingeschränkt.

Nur wenn die Buchstabenformen / die Buchstabenverbindungen automatisiert sind und die grafomotorische Kompetenz ein hohes Maß an Beweglichkeit von Hand und Fingern zulässt, ist schnelles, ausdauerndes Schreiben möglich.

Aspekte, die eine Schrift schwer lesbar machen:

- Buchstabenformen nicht erkennbar
- Deckungsgleiche Striche treffen nicht aufeinander
- Ober-Unterlängen werden nicht deutlich ausgeführt
- Größenunterschiede bei formähnlichen Buchstaben sind undeutlich
- Rundungen oben und unten sind nicht deutlich ausgeführt z. B. bei n / u
- Buchstaben mit „Bäuchen" nicht geschlossen, z. B. a / d / g / o.

Förderung:

Zunächst wird dem Kind / Jugendlichen sein individuelles Schreibtempo bewusst gemacht. Durch Versuche in bewusst unterschiedlichem Tempo etwas zu schreiben (ganz schnell / etwas langsamer / sehr langsam und umgekehrt) wird beobachtet, bei welchem Tempo die Formkontrolle noch gelingt, ab welchem Tempo sie verloren geht und bei welchem Tempo die Schrift durch ein zu geringes Tempo „verzittert" ist.

Durch systematische Übungen wird dann das „Gespür“ für das „richtige“ Tempo gefördert. Dies ist mit Hilfe der Übungen aus unseren Zeichenprogrammen „Geschickte Hände zeichnen 3 und 4“ möglich, speziell mit den „KIPAS“ und den Übungen zur Größenvariation.

Teilweise liegen dem unangepassten Schreibtempo vielfältige Auffälligkeiten zugrunde. Diese sollten über den **RAVEK**, Teil Feinmotorikabfrage und den **RAVEK-S** genau herausgefunden und in einem individuellen Übungsangebot gefördert werden.

Zur Förderung der unzureichenden Hand- und Fingermotorik eignen sich vielfältige Übungen aus unseren Büchern „Geschickte Hände – Handgeschicklichkeit bei Kindern“, „Die Ravensburger Feinmotorikkiste“, „Das kleine Hand-Buch“ sowie „Spiele zur Förderung der Handgeschicklichkeit und Grafomotorik“.

9. Schreibstörungen behandeln

9.1 Einführung

Die Behandlung von Kindern / Jugendlichen mit Schreibstörungen ist eine große Herausforderung für Therapeuten und Pädagogen. Ein umfassendes Wissen der normalen fein-, grafo- und schreibmotorischen Entwicklung bildet die Grundlage eines zielgerichteten Behandlungskonzepts. Häufig sind die Probleme schreibauffälliger Kinder / Jugendlicher vielschichtig und es gilt, einerseits direkt am Schreibproblem zu arbeiten, andererseits parallel die mangelnden Vorläuferfähigkeiten zu fördern. Es ist vor allem bei älteren Kindern / Jugendlichen sehr wichtig, die Motivation und das Problembewusstsein direkt zu erfragen und herauszufinden, damit die unbedingt erforderliche Mitarbeit und Bereitschaft zum Üben zustande kommt.

Einmal automatisierte Bewegungsmuster sind schwer wieder zu verlernen und so ist während der Therapie immer wieder zu beobachten, dass Kinder / Jugendliche bei Belastung / Stress in ihren gewohnten Bewegungsmustern schreiben. Das neu Erlernte ist noch nicht automatisiert und wird somit noch nicht spontan umgesetzt. Von daher ist es besonders günstig, Ferienzeiten für eine intensive Übungsepoche zu nutzen. In Zusammenarbeit mit den Kindern / Jugendlichen, den Lehrern und Eltern muss nach Möglichkeiten der konkreten Umsetzung der Lösungsansätze im Unterricht und bei den Hausaufgaben gesucht werden. Teilweise sind Lehrer bereit, die Schreibmenge des Schülers während des Behandlungszeitraums zu reduzieren, damit zusätzliche gezielte häusliche Übungen gemacht werden können. Im **RAVEK-S** gibt es einen Fragebogen für Lehrer, über den eine Kontaktaufnahme möglich ist.
Im Fragebogen für Eltern befindet sich eine Schweigepflichtentbindung, sodass dies rechtlich möglich ist.

> **Beispiel:** Ein Schüler der 4. Klasse übt in der Therapie und zuhause, die von ihm bisher sehr langsam geschriebenen Großbuchstaben H und K der LA zu vereinfachen und diese wie Druckbuchstaben zu schreiben. Dazu werden die neuen Buchstabenformen zur Erinnerung auf einen Pappstreifen geschrieben, der in seinem Mäppchen liegt. Ein Heft zum Informationsaustausch zwischen Lehrer und Therapeut wird durch den Schüler hin und her transportiert. Darin können Fortschritte und weiter bestehende Schwierigkeiten ausgetauscht und Lösungen beschrieben werden. In der nächsten Zeit werden die Kleinbuchstaben vereinfacht, die sich aus dem **c** ergeben: **a, d, g, o** und **q**. Diese schreibt der Schüler ebenfalls unleserlich, da ihm Auf- und Abstriche nicht deckungsgleich gelingen. Nachdem ihm die vereinfachte Schreibweise in der Therapie und zuhause auch mit unterschiedlichen Buchstabenkombinationen möglich ist, wird die Schreibweise auf alle Gelegenheiten übertragen.

Bei der Behandlungsplanung müssen neben den schreibmotorischen Fähigkeiten des Kindes andere mögliche Faktoren berücksichtigt werden, die die Schreibfähigkeit beeinflussen können.

Diese sind u. A.:

- Motivation / Antrieb / Wille
- Aufmerksamkeit / Konzentration / Gedächtnis
- Anstrengungsbereitschaft / Ausdauer
- Bereitschaft zu üben / Unterstützung zuhause
- Automatisierungsgrad der Schreibbewegung
- Alter des Kindes
- Kognition
- Sonstige Belastungen (z. B. LRS / Lernstörungen / unklare Händigkeit)

9.2 Typische Probleme schreibauffälliger Kinder / Jugendlicher und Übungsmöglichkeiten

Wenn schreibauffällige Kinder / Jugendliche in der Ergotherapie oder durch Pädagogen gefördert werden sollen, müssen die Schwierigkeiten des Kindes genau beobachtet, erfragt und dokumentiert werden, um nach den individuellen Ursachen „zu forschen" und darüber zielgerichtet arbeiten zu können. Der danach ausgerichtete Therapieplan muss in jeder Stunde an die Fortschritte des Kindes / Jugendlichen angepasst werden. Nur so ist es möglich, schnelle Verbesserungen des Problems zu bewirken. Generell müssen dazu andere Lernwege und Übungsformen gefunden werden, als sie bisher in der Schule oder bei einer bereits stattgefundenen Förderung beschritten wurden, da diese bisher nicht zu einer Lösung des Schreibproblems geführt haben. So ist es z. B. nicht wirkungsvoll, das Kind zusätzlich zu seinen Hausaufgaben seitenweise langsame „Schönschreibübungen" in Linien machen zu lassen. Diese verbessern nicht die Schreibleistung und Lesbarkeit der Schrift.

Die Ursachen der Schreibproblematik müssen erkannt und es muss gezielt sowie individuell in Einzelarbeit daran gearbeitet werden. Da die Ursachen bei jedem Kind / Jugendlichen anders sind, kann es kein festgelegtes Programm geben, das nacheinander durchgearbeitet wird. Aus diesem Grund ist das gleichzeitige Arbeiten mit mehreren Kindern / Jugendlichen nicht zielgerichtet und weniger erfolgreich.
Erfolgversprechend ist die Förderung allerdings nur, wenn das Kind / der Jugendliche bereit ist, zusätzlich zu seinen anderen Verpflichtungen täglich ca. 10–15 Minuten zu üben. Um die Arbeitsbereitschaft aufrecht zu halten, ist eine möglichst

rasche Verbesserung zumindest einer Teilproblematik zwingend – ansonsten muss die Therapieplanung hinterfragt und verändert werden.

9.3 Behandlungsmöglichkeiten nach dem „Ravensburger Therapiekonzept“

Das von uns entwickelte „Ravensburger Therapiekonzept“ kann sowohl im therapeutischen als auch im pädagogischen Bereich angewandt werden.

Zur Behandlung von fein- und grafomotorischen sowie von Schreibstörungen kann mit den von uns entwickelten Befundinstrumenten (siehe S. 75 und S. 111) eine gründliche und übersichtliche Befunderhebung durchgeführt werden. Das beschriebene Störungsbild kann anschließend mithilfe unserer Fördermaterialien sowie den darin beschriebenen Übungs- bzw. Spielideen behandelt werden. Dabei werden die Therapieziele individuell auf das Problem des Kindes / Jugendlichen ausgerichtet. In der Förderung werden sämtliche Störungsbereiche berücksichtigt, Schwerpunkte festgelegt und die Stundenziele über häusliche Übungen weitergeführt.

Der Behandlungsansatz ist dabei, nicht nur Einzelfertigkeiten zu trainieren, sondern die Fähigkeiten der Kinder / Jugendlichen soweit zu entwickeln, dass sie alltagsentsprechende Tätigkeiten mit Freude, Leichtigkeit und ohne Stress bewältigen können. Die Ursache von Schwierigkeiten der Fein- und Grafomotorik sind meist multifaktoriell. Von daher bringt das Training einer Einzelfertigkeit kurzzeitig, aber nicht dauerhaft eine Verbesserung. Häufig setzen sich Schwierigkeiten des Kindes / Jugendlichen, die teilweise bereits in der Vorschulzeit beobachtet, aber nicht ausreichend behandelt wurden, in Schreibproblemen fort. Somit ist die schulische Laufbahn sowie der Lernerfolg dieses Kindes / Jugendlichen erschwert.

Das Ravensburger Therapiekonzept besteht aus mehreren Teilen, die im Folgenden ausgeführt werden:

- Leitgedanken
- Therapieprinzipien
- Befundinstrumente
- Materialien / Veröffentlichungen
- 3-teilige Zusatzausbildung „Fachtherapeut / in für Fein- und Grafomotorik nach Pauli / Kisch“

Leitgedanken

- Die Behandlung / Förderung ist immer individuell auf das Kind / den Jugendlichen ausgerichtet und orientiert sich inhaltlich an seinen Interessen und Fähigkeiten.
- Der Behandlungs- / Förderplan wird unter Berücksichtigung der Verständnismöglichkeiten den Eltern / dem Kind oder Jugendlichen erklärt und transparent gemacht.
- Die Therapieziele werden durch Absprache zwischen Therapeut, Eltern und Kind / Jugendlichem festgelegt und im Verlauf der Behandlung angepasst.
- Die Behandlung ist zielgerichtet und bezieht bei den ausgewählten Betätigungen die erfassten Auffälligkeiten und mangelnden Funktionen mit ein. Dabei werden die Ziele und Inhalte in jeder Behandlungseinheit parallel und nicht nacheinander erarbeitet.
- Es wird systematisch gearbeitet, d. h., die angestrebten Fernziele werden durch realisierbare Nahziele strukturiert, definiert und erarbeitet. Dazu ist die Kenntnis von Vorläuferfähigkeiten für die zu erlernenden Funktionen und Fertigkeiten auf der Grundlage der Normalentwicklung von Kindern erforderlich.
- In der Therapie wird ohne Konkurrenzgedanken und Zeitdruck gearbeitet (kein „schneller“ / „besser“ / „weiter als“ ..., da das Kind / der Jugendliche sich häufig im Alltag als unterlegen erlebt).
- Die Arbeit findet nach Möglichkeit innerhalb von alltagsrelevanten Aktivitäten statt, die für das Kind / den Jugendlichen bedeutsam sind.

Therapieprinzipien

- Auf der Grundlage der Befunderhebung werden Übungen zu sämtlichen auffälligen Bereichen kombiniert, die zu einer Einschränkung der fein- oder grafomotorischen Betätigung oder des Schreibens geführt haben; dazu gehören häufig auch Auffälligkeiten im Bereich der Großmotorik. Die Erfassung der Funktionsstörung ist über die Anamnese, freie Beobachtungen, Assessments und Tests erforderlich. Bei Bedarf sollte eine augenärztliche Abklärung erfolgen. (Kap. 2.12)
- Bei jüngeren Kindern wird die Behandlung / Förderung kindgerecht, spielerisch und motivierend durchgeführt, bei älteren Kindern / Jugendlichen je nach Entwicklungsstand an das Alter angepasst. Dabei wird die Konzentrationsfähigkeit in einzelnen Übungssequenzen berücksichtigt und durch Methodenwechsel, z. B. Bewegungspausen, aufrechterhalten. Die erforderliche Häufigkeit der Wiederholungen zur Automatisierung der zu übenden Bewegungen / Handlungsabläufe wird eingeplant.

- Überwiegend wird die Übungsform „Parcours“ angewendet, in der alle Auffälligkeiten parallel berücksichtigt und häufige Wiederholungen und Variationen angeboten werden können. Zusätzlich zu unseren langjährigen, praktischen Erfahrungen belegt die Studie „G-FiPPs“, dass die Kombination von groß- mit fein- und grafomotorischer Förderung die besten Therapieerfolge erzielt. (Lit. Nr. 28)
- Die Therapieinhalte werden unter Anleitung von Eltern / Kind oder Jugendlichem zuhause weitergeführt. Dabei werden die Inhalte der häuslichen Übungen eng an die Zielsetzungen und Aufgaben während der Therapiestunden angelehnt. Dazu eignet sich die „5-Minuten-Regel“: Am Schluss jeder Therapiestunde wird den Eltern / dem Kind / Jugendlichen die häusliche Übung erläutert bzw. in einer Liste notiert. (Siehe **RAVEK-S** Kap. 7)
- Um die Therapie auch nach außen darzustellen, sind Arztbericht und Absprachen mit anderen Therapeuten / Kita / Schule erforderlich. Dazu ist eine schriftliche Schweigepflichtentbindung der Eltern nötig, die sich im **RAVEK-S** befindet. (Kap. 7)

Befundinstrumente / Bücher / Arbeitsmaterialien

- **Geschickte Hände zeichnen 1**
  Zeichenprogramme für Kinder von 5–7 Jahren
- **Geschickte Hände zeichnen 2**
  Zeichenprogramme für Kinder von 5–7 Jahren
- **Geschickte Hände zeichnen 3**
  Grafomotorische Übungen für Menschen von 8–88 Jahren
- **Geschickte Hände zeichnen 4**
  Grafomotorische Übungen für Menschen von 8–88 Jahren
- **KIPAS** (nach **KI**sch und **PA**uli)
- **RAVEK Handbuch**
- **RAVEK CD-ROM**
- **Geschickte Hände – Handgeschicklichkeit bei Kindern**
- **Die Ravensburger Feinmotorikkiste – FeinMoKi**
- **Spiele zur Förderung der Handgeschicklichkeit und Grafomotorik**
- **Das kleine Handbuch**
- **Linkshänder – Na klar!**
- **„Ganz schön schräg“**
- **Was ist los mit meinem Kind?**

Zusatzausbildung

Wir führen die 3-teilige Zusatzausbildung zertifizierte/r „Fachtherapeut/in für Fein- und Grafomotorik nach Pauli / Kisch“ durch.

Ziel der Zusatzausbildung ist es ein fundiertes Fachwissen über die Fein-, Grafo- und Schreibmotorik von Kindern und Jugendlichen zu erlangen, um die Befunderhebung und Behandlung professionell durchführen zu können. Die Voraussetzung ist eine abgeschlossene Ausbildung als Ergotherapeut/in oder in einem anderen therapeutischen / pädagogischer Beruf und der Tätigkeitsschwerpunkt Pädiatrie. Auf unserer Homepage ist eine Liste der bereits ausgebildeten Fachtherapeuten aufgeführt, die in dieser Liste veröffentlicht werden wollten. Info und aktuelle Termine sowie Anmeldung: www.fein-grafomotorik-fortbildung.de
www.ergotherapie-ravensburg.de

9.4 Übungsform Parcours

Das Arbeiten mit Kindern im Parcours bedeutet, dass an mehreren vorbereiteten Stationen ein motivierendes Üben möglich ist. (Der Begriff Parcours kommt aus dem französischen parcourir = ablaufen, durchlaufen).
Vor allem bei jüngeren Kindern ist es wichtig, die Förderung spielerisch zu gestalten. Auch bei älteren Kindern hilft das Arbeiten mit dem „Parcoursgedanken“, um ein abwechslungsreiches Therapieangebot zu planen.

In Bezug auf die Förderung der Grafo- und Schreibmotorik sowie der Handgeschicklichkeit, z. B. mit den Übungen der „Ravensburger Feinmotorikkiste“ (FeinMoKi) bedeutet dies, dass entsprechend dem Therapieziel und der Behandlungsplanung die ausgewählten Übungen als Stationen vom Therapeuten / Pädagogen und teilweise zusammen mit dem Kind vorbereitet und durchgeführt werden. Die Zusammenstellung und Gewichtung, z. B. mehr groß- oder feinmotorische oder mehr Stationen mit grafomotorischen Übungen, wird anhand der Therapieziele individuell zusammengestellt.

Die Übungsform Parcours beinhaltet folgende Aspekte:

- Der Parcours hat einen hohen Aufforderungscharakter. Somit wird die Motivation gefördert und die Lust am eigenen Tun entwickelt: Das Kind „erledigt“ die Übungen nicht, weil der Therapeut / Pädagoge das bestimmt, sondern weil die Aufgabe im Parcours das Weiterführen des Spiels oder des Übungsablaufs ermöglicht.

- Der Parcours hat eine hohe Wirksamkeit, weil das Kind sich darin als erfolgreich erlebt und Freude daran hat, den Spielgedanken weiter zu entwickeln und zu variieren. Durch die häufigen Wiederholungen bekommt es Übung und steigert dadurch seine Fähig- und Fertigkeiten.
- Vor allem jüngere Kinder sind darüber gut zu motivieren. Die Übungsinhalte können stets ziel- und klientenorientiert modifiziert und die Spielhandlungen auf die Interessen und Schwierigkeiten des einzelnen Kindes abgestimmt werden, z. B. als Sportereignis, Märchen, etc.
- Ein Parcours gibt eine klare Struktur und eine übersichtliche, anschauliche Abfolge der einzelnen Aufgaben vor (Serialität), wodurch die Handlungsplanung des Kindes unterstützt wird. Es kann weitgehend selbstständig die einzelnen Aufgaben und die erforderlichen Wiederholungen durchführen, erkennt, wie und wo es weitergeht, und es kommt dabei keine „Langeweile" auf. Durch den Methoden- und Tätigkeitswechsel werden die Aufmerksamkeit und das Interesse des Kindes immer wieder neu angeregt, über einen längeren Zeitraum aufrechterhalten und die Ausdauer kann gesteigert werden.
- Im Parcours ist es möglich, Tätigkeiten zu kombinieren, die für das Kind einfacher und schwerer sind. Je nach Ressourcen und Fähigkeitsstörungen des Kindes können im Parcours Teilziele individuell erarbeitet und die Förderschwerpunkte dem Entwicklungsstand des Kindes angepasst werden, z. B. viel – wenig: Feinmotorik / Grafomotorik / Schreibmotorik / Tonusregulierung etc.
- Der Parcours mit seinen unterschiedlichen Stationen ermöglicht es, eine zum Thema und Therapieziel passende häusliche Übung zur Vertiefung der Therapieinhalte abzuleiten.
- Ein Parcours kann auf einem Tisch aufgebaut werden oder im Raum. Wichtig ist, dass grafo- oder schreibmotorische Übungen immer an einem Tisch in einer ergonomischen Sitzhaltung durchgeführt werden. Für die feinmotorischen Übungen und tonusregulierende Maßnahmen kann das Kind aufstehen.

Beispiel fein- und grafomotorischer Förderung im Parcours am Tisch

Kombination: Übungen zur Fingergelenkbeweglichkeit der Schreibfinger / grafomotorische Arbeitsblätter

Spiel: Schiffsreise auf dem Meer

➢ *Material aus der „Ravensburger Feinmotorikkiste“ (FeinMoKi): Mehrere Flaschenschraubdeckel / Bleischnüre / Bierdeckel / Ergänzungsmaterial: kleine Muscheln in einer Dose / Rundstab / Würfel (Kap. 9.4.1)*

➢ *Arbeitsblätter aus „Geschickte Hände zeichnen 2: Blatt 52 (Wassertropfen durchlaufen wellenförmige Rohre) / Blatt 57 (Wasserschlange)*

➢ *Verschiedene dicke Buntstifte / DIN-A3-Papier*

- Aus 2 Bleischnüren eine wellenförmige Spur legen, je einen Flaschenschraubdeckel (Schiff) mit einem stiftähnlichen Rundstab dazwischen durchschieben
- Mehrere Muscheln aus einer Dose in die dominante Hand sammeln und auf Insel (Bierdeckel) ohne Hilfe der anderen Hand einzeln ablegen (an den Sandstränden der Inseln kann man Muscheln finden)
- Mit den Fingern 1–3 je eine auf dem Tisch liegende Bleischnur, ohne Hilfe der anderen Hand, unter die Handfläche einziehen und auf den Inseln ablegen (Wasserschlangen bewohnen die Insel)
- Arbeitsblatt S. 52 ausführen – eine Farbe so oft, wie der Würfel anzeigt (es regnet, der Meeresspiegel steigt)
- Wiederholung des Ablaufs, u. U. mit kleinen Variationen, z. B. in den Schraubdeckel eine Spielfigur setzen oder Bleischnur zu einer Schnecke eindrehen, die auf einer Insel wohnt.
- Häusliche Übung: Arbeitsblatt S. 57 ausführen (eine Wasserschlange aus der Nähe gesehen)

Beispiel fein- und grafomotorischer Förderung im Parcours im Raum

Kombination: Rumpfstabilität / Handkraft / grafomotorische Übungen im Dreipunktgriff

Spiel: Besuch einer alten Ausgrabungsstätte

➢ *Material: Rollbrett, Tau, Feile, Halbedelsteine in Ton einbetten und diesen trocknen lassen, Zeitungspapier, Kreppklebeband, verschiedene dicke Buntstifte /DIN-A3-Papier*

- Im Fersensitz auf einem Rollbrett sitzend sich an einem Tau, das an einer Sprossenwand befestigt ist, durch den Raum zu einem Tisch ziehen (Anreise)
- Am Tisch wird stehend mit einer Feile aus dem getrockneten Ton ein Halbedelstein „herausgekratzt“. Der Ton mit den Halbedelsteinen darin muss einige Tage zuvor vorbereitet und getrocknet werden (Grabung nach Schätzen)
- Einen ausgegrabenen Halbedelstein in einen halben Bogen Zeitungspapier einpacken. Dazu das Zeitungspapier fest um den Stein wickeln, zu einem Ball zusammendrücken und mit Krepp-Klebeband verkleben (Schätze für den Transport vorbereiten)
- Mit dem Rollbrett den eingewickelten „Schatz“ zu einem Ziel transportieren
- Vorgegebene grafomotorische Muster (oder Buchstabenverbindungen) wiederholt auf ein Papier zeichnen und dies zusammenrollen (Schriftrollen mit Hieroglyphen werden restauriert)

  ➢ Wiederholung des Ablaufs u. U. mit kleinen Variationen, z. B. Schnur um den eingewickelten Stein knoten und unterschiedlich mit dem Rollbrett fahren

- Häusliche Übung: weitere Schriftrollen herstellen und mit verknoteten Schnüren zusammenrollen

9.4.1 Arbeiten mit der „Ravensburger Feinmotorikkiste" (FeinMoKi)

Das Buch „Die Ravensburger Feinmotorikkiste" (FeinMoKi) (Lit.) beinhaltet eine Vielzahl von Übungsideen zur zielgerichteten Förderung der Handgeschicklichkeit, im Besonderen der Geschicklichkeit der Finger. Um die beschriebenen Alltagsgegenstände wie z. B. Glasnuggets, Materialsäckchen, Murmeln, Pfeifenputzer, etc. griffbereit zu haben, werden sie in einer Kiste selbst zusammengestellt. Viele Übungsideen zur Verbesserung der Fingerbeweglichkeit, welche die Basisfähigkeit für das Schreiben ist, lassen sich mit grafo- und schreibmotorischen Übungen, idealerweise als Parcours angeboten, kombinieren. (Kap. 9.4)

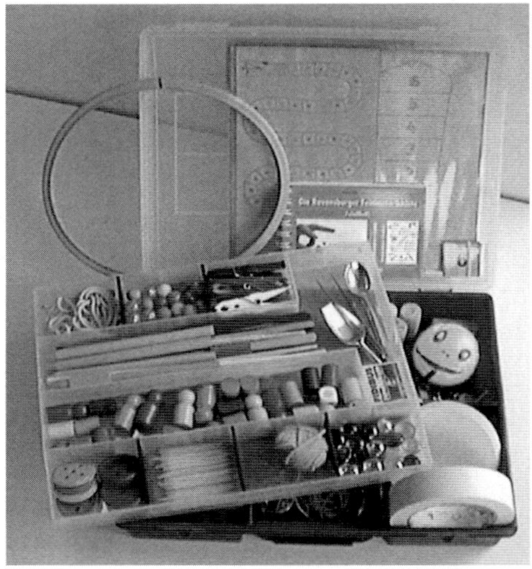

Abb. 43: Ravensburger Feinmotorikkiste (FeinMoKi)

9.4.2 Arbeiten mit dem Buch „Spiele zur Förderung der Handgeschicklichkeit und Grafomotorik"

Dieses Buch enthält eine umfassende Spielesammlung für ErgotherapeutInnen und weitere therapeutische und pädagogische Berufsgruppen, die Kinder mit Einschränkungen der Handgeschicklichkeit und Grafomotorik im Alter von ca. 5–8 Jahren fördern. Die Spiele können ohne viel Aufwand vorbereitet werden und bieten den Kindern eine Vielzahl an motivierenden, zielgerichteten Betätigungsmöglichkeiten, um ihre Fähigkeiten und Fertigkeiten zu entwickeln. (Lit.)

9.4.3 Arbeiten mit dem „Kleinen Hand-Buch"

Die fein-, grafo- und schreibmotorischen Tätigkeiten können zusätzlich mit Übungen zur Bewegungsplanung und dem Erkennen und Wiedergeben der räumlichen Beziehungen der Hände und Finger zueinander kombiniert werden. Dazu steht „Das kleine Handbuch" zur Verfügung. Die darin abgebildeten Fotokarten mit 30 unterschiedlichen Handstellungen der rechten und linken Hand sowie 24 mit beiden Händen fördern u. A. die Wahrnehmung, Koordination und Dissoziation der Hände und vor allem der Finger. (Lit.)

9.4.4 Häusliches Üben – warum ?

Damit die Therapieinhalte vertieft werden und sich Bewegungsabläufe automatisieren können, ist das Aufgreifen der Therapieinhalte im häuslichen Umfeld unbedingt erforderlich. In Bezug auf die Grafo- und Schreibmotorik bedeutet dies, dass möglichst 5 x pro Woche unter Berücksichtigung der Leistungsfähigkeit des Kindes / Jugendlichen jeweils ca. 10–15 Minuten geübt wird.

In einer von Prof. A. Fischer vorgestellten Studie wurde anhand eines systematisch durchgeführten Übungsprogramms nachgewiesen, dass es für den Lernerfolg besser ist, 5 x pro Woche über 4 Wochen lang zu üben als 2 x pro Woche über den Zeitraum von 6 Wochen. (Lit. Nr. 6)

Dies bestätigt unsere jahrzehntelangen praktischen Erfahrungen, dass es für eine erfolgreiche Therapie erforderlich ist, in der Behandlung fein-, grafo- und schreibauffälliger Kinder Therapieinhalte zuhause regelmäßig zu vertiefen.

Die Wichtigkeit häuslichen Übens wird an folgendem Schaubild deutlich. Ausgehend von 100 Stunden, in denen das Kind wach ist (dies entspricht nicht ganz 14,5 Stunden wache Zeit / Tag), ist die ¾ Stunde einer Therapieeinheit nur der dunkle Teil dieser 100 Quadrate.

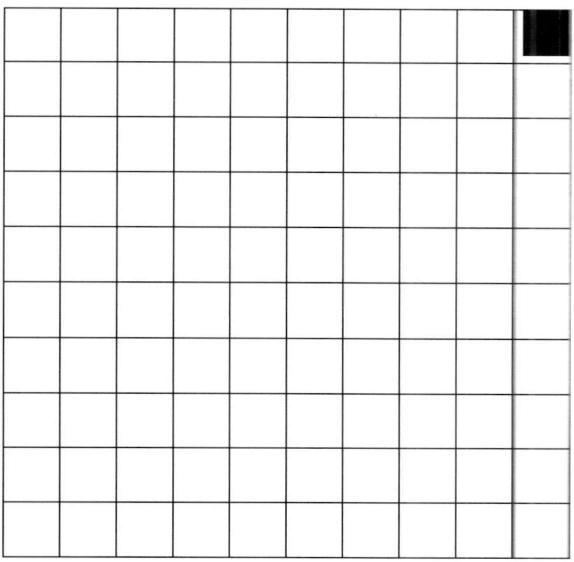

Um die Motivation für häusliches Üben aufrecht zu erhalten, ist die Beteiligung des Kindes / Jugendlichen entsprechend seines Alters bei der Festlegung der Übungsmenge und bei der Nachbesprechung und Beurteilung des Geübten unbedingt erforderlich. Unter Umständen motiviert auch ein eingesetztes Belohnungssystem. Ein Wochenplan für die häuslichen Übungen befindet sich im RAVEK-S (siehe Download-Link auf S. 4).

Dabei ist es wichtig, folgende Aspekte zu berücksichtigen:

- Es gilt, diese „zusätzliche Arbeit“, die das Kind / der Jugendliche neben seinen täglichen Pflichten hat, wertzuschätzen.
- Die Kontrolle der häuslichen Übungen sollte auf keinen Fall allein bei den Eltern belassen werden.
- Am Anfang jeder Therapiestunde lässt sich der Therapeut die Übungen zeigen und bespricht sie mit dem Kind / Jugendlichen.
- Um zunehmend zur Selbstkontrolle zu kommen und zur Motivation, die Übungen „gut“ zu machen, werden die gelungensten Formen / Muster / Buchstaben etc. entweder zuerst vom Therapeuten, dann vom Kind / Jugendlichen oder umgekehrt farblich markiert, z. B. eingekreist.
- Die Qualität der häuslichen Übungen wird realistisch kommentiert und auch kritisiert, wenn erforderlich.
- Wenn die Übungen nicht gemacht wurden, wird gefragt warum, und zusammen mit dem Kind / Jugendlichen werden Lösungsideen entwickelt, wie z. B. der zeitliche Übungsrahmen optimiert werden kann.
- Es wird besprochen, was schwierig war und warum. U. U. lässt sich der Therapeut die schwierige Übung zeigen / vormachen, um eine günstigere Lösung anbieten zu können.
- Falls ein Belohnungssystem, z. B. aus dem „Geschickte Hände zeichnen“ Block eingesetzt wird, ist es wichtig, dieses ernst zu nehmen und z. B. die ausgemachten Motive auszumalen / zu datieren und die vereinbarte Belohnung einzulösen.

9.5 Behandlung von Schreibstörungen beim Schreiben-Lernen

Die Schreibbewegung ist die „Krönung“ der fein- und grafomotorischen Betätigung und Schreiben-Lernen ein sehr komplexer Lernprozess.
Kinder mit motorischen Auffälligkeiten und Wahrnehmungsstörungen brauchen häufig beim Schreiben-Lernen zusätzliche therapeutische Unterstützung, um dem Schreiblernprozess in der Schule folgen zu können.

Kinder mit spät erkannten Schreibstörungen brauchen ihre gesamte Aufmerksamkeit für das Schreiben. Häufig können sie dem allgemeinen Unterrichtsgeschehen aus diesem Grund nicht folgen und es entgehen ihnen viele Informationen. Schreiben empfinden sie als anstrengend und die Kinder / Jugendlichen sind zunehmend über ihr mangelndes Können frustriert. Dies führt zur Vermeidung des Schreibens und dadurch zur mangelnden Übung und schlimmstenfalls zur Schreibverweigerung.

Folgende Faktoren können zu Schreibstörungen bei Kindern / Jugendlichen führen:

- Groß- und feinmotorische Koordinationsstörungen
- Schwierigkeiten in der Körper-Raumorientierung
- Taktil-kinästhetische Störungen
- Mangelnde Kraftdosierung
- Tonusregulationsstörungen
- Mangelnde Bewegungsplanung / Dyspraxie
- Probleme in der Wahrnehmung und der Umsetzung von Serialität
- Visuelle Wahrnehmungsstörungen
- Augenmotorische Probleme
- Auditive Wahrnehmungsstörungen
- Erfahrungsmangel mit fein- und grafomotorischer Betätigung
- Zu wenige Wiederholungen beim Schreiben-Lernen
- Zu schneller Wechsel von der Druckschrift zu einer verbundenen Schrift
- Gleichzeitiges Erlernen der Druck- und einer verbundenen Schrift
- Auffällige Stifthaltungen
- Ungünstiges Schreibgerät
- Mangelnde / auffällige Malentwicklung
- Wechselnde / unklare Händigkeit
- Lese-Rechtschreibschwäche
- Konzentrations- / Aufmerksamkeitsprobleme
- Mangelnde Anstrengungsbereitschaft / geringe Ausdauer

9.6 Behandlung von Schreibstörungen nach dem Schreiben-Lernen

In der Behandlung von Kindern / Jugendlichen mit Schreibstörungen nach dem Abschluss des Schreiblernprozesses ist häufig die Vereinfachung der verbundenen Schrift ein sinnvoller Weg. Umgangssprachlich nennen wir das „Abspecken der Schrift“ und meinen damit die „Befreiung“ der Buchstabenformen von überflüssigen Ausschmückungen, speziell der LA. Präzise ausgeführt, können sie schön aussehen, erschweren allerdings Kindern und Jugendlichen mit Schreibauffälligkeiten das Schreiben. Jede noch so kleine Bewegung beim Schreiben braucht Zeit und Kraft. Die Kinder / Jugendlichen sollten darin unterstützt werden, wie sie die Schreibweise einzelner Buchstaben und -anbindungen vereinfachen können.

Diese Vereinfachung ist nur möglich, indem jeder Buchstabe genau auf die bisherige Schreibweise geprüft wird und zusammen mit dem Kind / Jugendlichen mögliche Änderungen erarbeitet werden. Über das wiederholte Schreiben muss das Kind / der Jugendliche selber herausfinden, ob die gefundene Lösung das Schreiben erleichtert, z. B. die unterschiedlichen Möglichkeiten, ein **K** zu schreiben.

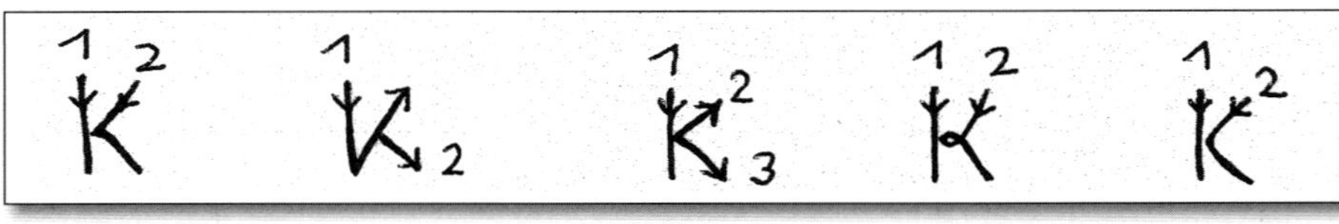

Abb. 44: Verschiedene Möglichkeiten, den Buchstaben K zu schreiben

Dazu gehört, dem Kind / Jugendlichen Möglichkeiten aufzuzeigen, Buchstaben aus der Druckschrift in seine Schrift zu übernehmen, so wie dies auch die meisten vielschreibenden Erwachsenen tun. Eine Erleichterung stellt z. B. die Möglichkeit dar, anstelle des 𝒮 in der LA das Druckschrift-S zu übernehmen. (Diese Option ist allerdings bei Kindern mit einem Problem in der Wiedergabe der richtigen Raumlage keine sinnvolle Lösung.)

Hilfreich ist es auch, den Kindern / Jugendlichen zu erklären, dass es für ein schnelles, ergonomisches Schreiben wichtig ist, zwischen den Buchstaben nach

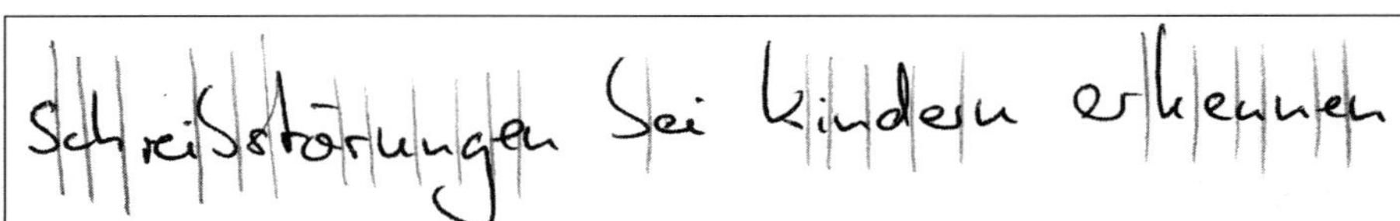

Abb. 45: Luftsprünge zwischen den Buchstaben vielschreibender Erwachsener

maximal 2–3 Buchstaben den Schreibfluss zu unterbrechen, einen sogenannten „Luftsprung“ zu machen und dies zu üben. Viele dieser Luftsprünge sind in allen Schriften von vielschreibenden Erwachsenen zu beobachten. Darüber kann sich die Hand- und Fingermuskulatur entspannen und die Hand einfacher nachrutschen.

Diese Luftsprünge sind nicht systematisch und nicht immer bei den gleichen Buchstaben zu beobachten, sondern ergeben sich aus dem Schreibfluss und den Buchstabenverbindungen. Selbst vom gleichen Menschen können einzelne Buchstabenkombinationen einmal zusammen und ein anderes Mal getrennt geschrieben werden. (Abb. 24 auf S. 109)

Es gibt Buchstaben, die von Erwachsenen selten angebunden geschrieben werden, da sie dazu zweimal durchfahren werden müssen. Das braucht Zeit und ist nur gut lesbar, wenn Auf- und Abstrich aufeinander sind. Dies sind die Buchstaben: a, c, d, g, o und q.

Einige Kinder brauchen individuelle Unterstützung zur Bewältigung ihrer Schreibprobleme, die über die schulische Förderung hinausgeht. Da ihre Schwierigkeiten häufig multipler Art sind, eignet sich bei ihnen sehr gut das Arbeiten nach dem „Ravensburger Therapiekonzept“ (Kap 9.3), weil darüber speziell unter der Berücksichtigung ihrer individuell herausgefundenen Probleme gearbeitet wird. Vor oder auch zwischen den einzelnen grafo- und schreibmotorischen Übungen sind für viele Kinder lockernde und tonusregulierende Übungen dringend erforderlich.

Bei diesen kurzen Zwischenübungen ist zwischen den Möglichkeiten, die eher zur Tonussteigerung oder -lockerung hilfreich sind, zu unterscheiden.

Übungen zur Tonussteigerung (mit Krafteinsatz, Zug und / oder Druck)

- Das eigene Körpergewicht mit den Händen vom Tisch leicht hochdrücken
- Mit dem Rücken / oder Bauch zur Wand stehend den Körper mit den Händen von der Wand abdrücken
- Die Wände des Therapiezimmers „nach außen drücken“
- Mit Partner: Hände gegenseitig wegdrücken oder zu sich herziehen
- Mit Partner: Finger einhaken und gegenseitig zu sich her ziehen
- Mit Partner: Versuchen, das Kind vom Stuhl „herunter zu drücken“
- Mit den Händen auf die eigenen Schenkel „trommeln“
- Hände aneinander „warm“ reiben
- Die eigenen Finger einhängen und die Hände auseinanderziehen
- Die eigenen Hände gegeneinander drücken

- In Wachssand oder nassem Sand graben
- Sandball, Therapieknete, Schwamm etc. mehrfach zusammendrücken

Übungen zur Lockerung (ohne Krafteinsatz)

- Hände ausschütteln (als wenn sie nass wären)
- Finger „zappeln" lassen
- Hände / Finger leicht ausstreichen oder die einzelnen Finger leicht hin und her bewegen und behutsam „etwas in die Länge ziehen"
- Im Linsen- oder Rapsbad „krabbelnd" bewegen
- Kopfmassage in den eigenen Haaren, auf Nacken, Schultern oder Armen machen

9.7 Buchstabenverbindungen in der deutschen Schrift, die häufig zusammengeschrieben werden

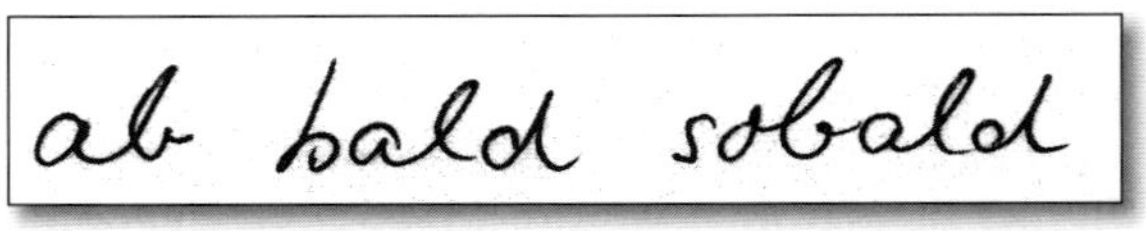

Abb. 46: Unterschiedliche ergonomische Schreibweisen

Es gibt viele Buchstabenverbindungen, die von den meisten Menschen zusammen geschrieben werden, da sie aus einem Bewegungsschwung heraus geschrieben werden können. Aus diesem Grund ist es nicht unbedingt sinnvoll, nur in Druckschrift zu schreiben, da jede Unterbrechung wiederum Zeit kostet. Das kann auch bedeuten, dass z. B. beim Wort „ab" ein b der LA, SAS oder VA an das a der Druckschrift gehängt wird, während der gleiche Schüler beim Wort „bald" mit einem Druckschrift-b beginnt und dann das a anfügt. Beide Schreibweisen sind ergonomisch und somit zu akzeptieren.

Häufig zusammengeschriebene Buchstabenverbindungen:

ab / al / am / an / au
be / bei / bi
ch / chen / ck
ei / ein / el / em / en / er / eu
ge / gel / gen / gi / gl / gr
ie / im / in
le / lei / li / lu
me / mi / mu
nt / nu
om / on / or

re / ri / ru
ul / um / un / ur
ver
we / wi / wie / wir
zu / zum

9.8 Wortteile und Kurzwörter, die automatisiert werden sollten, da sie häufig in der deutschen Sprache vorkommen

Es ist sehr wichtig, dass häufig vorkommende Wortteile und Kurzwort hoch automatisiert sind und dadurch schnell geschrieben werden können. Vor allem bei Kindern / Jugendlichen, die ihre Schreibweise ständig wechseln, ist es hilfreich, die als günstig herausgefundene Schreibweise eines Wortes über häufige Wiederholungen einzuüben.

Teilweise wissen Kinder nicht spontan, wie sie von einem Buchstaben zum nächsten kommen. Somit ist Abschreiben erschwert, da sie jeden Buchstaben und jede Anbindung „1 zu 1 abmalen" müssen. Dabei ist es den Kindern nicht möglich, gleichzeitig ihre Aufmerksamkeit auf den Textinhalt oder die Regeln der Rechtschreibung zu lenken. Freie Texte zu schreiben, ist ihnen nahezu unmöglich. Kinder / Jugendliche, die zusätzlich legasthenische Schwierigkeiten haben, können bei motorischen Schreibschwierigkeiten nicht gleichzeitig die gelernten Schreibregeln anwenden. Bei ihnen sollten unbedingt vor einem gezielten LRS-Training die motorischen Schreibprobleme behandelt werden.

Wortteile und häufige Kurzwörter im Deutschen, die automatisiert geschrieben werden sollten:

ab / ach / al / all / alle / am / an / asch / au / auf / aus
ba / bei / bin / bis
ch / chen
da / das / dem / den / der / die / do / du
ech / ei / ein / el / ele / ell / em / en / er / eu
fa / fe / fi / fo / fu
ga / ge / gen / gi / gl / go / gr / gu
ha / hat / he / hi / ho / hu
ie / ich / ig / im / in / is / ist
ja / je / jetzt / ju
ka / ke / ki / kl / ko / ku
la / lau / le / lei / leu / li / lo / lu
ma / me / mein / mi / mit / mo / mu / muss

na / ne / nei / nein / neu / nd / ni / nicht / no / noch / nt / nu / nun
oll / om / on
ra / rd / re / ri / ro / rt / ru
sa / sch / se / sie / so / sp / ss / st / su / ste
ta / te / ti / to / tr / tu / tun / tut
uch / ul / um / un / und / ung / ur
ver / viel / vom / von / vor
wa / was / we / wi / wie / wir / wo / wu
za / ze / zi / zo / zu / zum / zur

Das Erlernen und Automatisieren neuer Bewegungsabläufe ist nur möglich, wenn gleichzeitig die „alten“ Bewegungen verlernt werden, d.h., dass beim systematischen Vereinfachen von Buchstabenformen, Anbindungen bzw. Unterbrechungen auf einen raschen Übungserfolg hingearbeitet wird. Idealerweise bedeutet dies, dass das Kind / der Jugendliche ab dem Zeitpunkt, an dem mit den Vereinfachungsübungen begonnen wird, möglichst nicht mehr in den „alten“, schwierigen Buchstabenformen und -verbindungen schreibt.

9.9 Arbeiten mit „Geschickte Hände zeichnen 3 und 4“ / KIPAS

Einführung

Die Zeichenprogramme „Geschickte Hände zeichnen 3 und 4“ sind 2 Verbrauchsblöcke mit Arbeitsblättern, die Mustervorgaben enthalten. Über eine Vielzahl von grafomotorischen Übungen können die grafo- und schreibmotorischen Kompetenzen verbessert werden. Sie sind speziell für Kinder und Jugendliche nach dem Schriftspracherwerb konzipiert.
Die Übungen wurden in Anlehnung an die Ballone 3 und 4 konzipiert, die sich sowohl im **RAVEK** (**Rav**ensburger **E**rhebungsbogen fein- und grafomotorischer **K**ompetenzen) als auch im **RAVEK-S** (**Rav**ensburger **E**rhebungsbogen grafo- und **s**chreibmotorischer Auffälligkeiten) befinden.

Somit bieten die Zeichenprogramme eine Möglichkeit, an den Schwierigkeiten zu arbeiten, die über eines der beiden Befundinstrumente herausgefunden wurden.

Systematisch aufgebaute Übungen zu den Formen der Schrift bilden die Grundlage, eine flüssige, gleichmäßige Schrift zu erwerben. Über die häufige Wiederholung der geübten grafomotorischen Bewegungsmuster und die erhöhte Aufmerksamkeit während der Übungen kommt es zu einer Verbesserung der kortikalen Repräsentation, zur Automatisierung der kontrollierten Bewegungen und dadurch zu einem gleichmäßigen Schreibtempo.

Das Zeichenprogramm ist vor allem für Kinder / Jugendliche geeignet, deren Schriftspracherwerb weitgehend abgeschlossen ist und die keine gravierenden Probleme bei der Formerfassung und Wiedergabe der vorgegebenen Muster sowie im Bereich der visuellen Wahrnehmung haben.

Die Übungsblätter sind schlicht und ohne ausschmückende Motive gehalten, um in der Arbeit mit älteren Kindern und Jugendlichen keine kindhaften Vorlagen zu haben.

Die Übungsblätter müssen sitzend am Tisch bearbeitet werden. Zur Durchführung sämtlicher Übungen ist eine aufgerichtete, physiologische Sitzhaltung wichtig, damit der Arm locker horizontal mitbewegt werden kann. Die Handkante soll aufliegen und die Bewegungen überwiegend aus dem Handgelenk und den Fingergelenken durchgeführt werden. Das Blatt sollte schräg liegen (bei den Übungen zum Richtungswechsel allerdings gerade).

Für jüngere Kinder, bei denen ein breit gefächertes, spielerisches Übungsangebot erforderlich ist, können die Arbeitsblätter bei Bedarf in Spielhandlungen oder Geschichten eingebunden und mit motorischen – bzw. Wahrnehmungsübungen kombiniert werden. So ist ein zielgerichtetes Arbeiten mit allen Sinnen nach dem **„Ravensburger Therapiekonzept“** möglich. Viele Anregungen hierzu enthält unser Buch „Geschickte Hände – Handgeschicklichkeit bei Kindern“. (Lit.)

Zur Ausführung eignet sich ein dicker, gespitzter Bleistift. Die Übungen können aber auch mit dem Schreibgerät des Kindes / Jugendlichen bearbeitet werden.

Einzelne Übungsteile der Zeichenprogramme „Geschickte Hände 3 und 4“

Skalierungsübungen: Sie schulen das Einteilen von Flächen, sowie das Zielen und Abstoppen, wie es z. B. beim Schreiben auf leeren Blättern oder bei der Übertragung eines Tafelabschriebs eines naturwissenschaftlichen Fachs auf Rechenkästchenpapier nötig ist. Über die visuelle Kontrolle und die kinästhetische Wahrnehmung können die Richtung und Größen der zu übenden Linien und das Einhalten der Abstände zueinander geschult werden. Das Einhalten der regelmäßigen Abstände ist auch beim gleichmäßigen Wortabstand für die Lesbarkeit einer Schrift entscheidend.

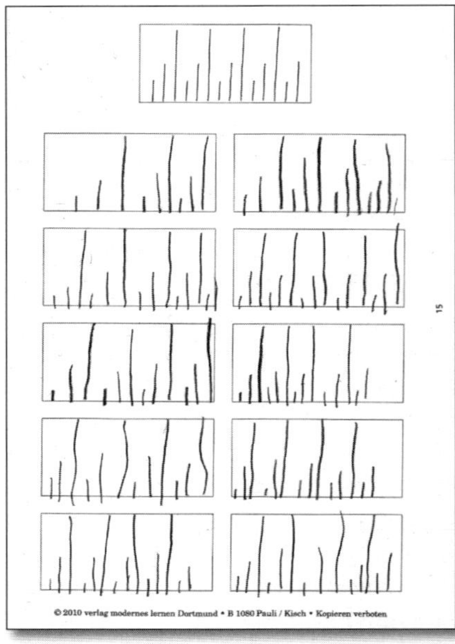

Das Arbeiten in den KIPAS (nach **Ki**sch / **Pa**uli) gibt beim Üben der Formen / Buchstaben eine visuelle Unterstützung: Der Bereich für die Mittellänge der Buchstaben ist weiß, der für die Ober- und Unterlänge grau. Dabei wird die Größe der Formen / Buchstaben nicht exakt festgelegt, wie dies bei Linien der Fall ist, da die einzelnen Bereiche überschrieben werden dürfen. Der reine Weißbereich in der Mitte entspricht dem Abstand der Linienvorgabe, der für die 3. Klasse vorgesehen ist.

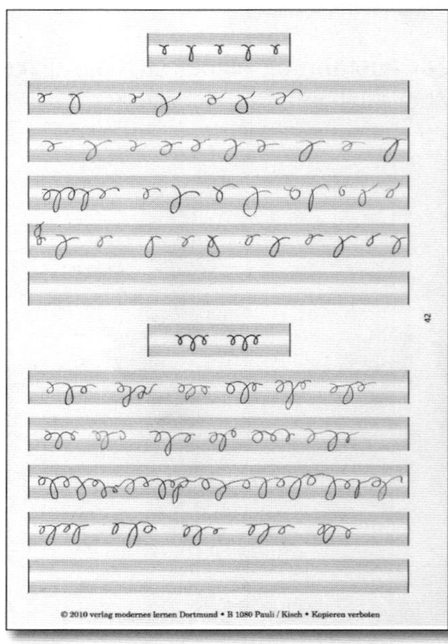

Abb. 47 a / b

Beim Arbeiten in den **KIPAS** soll der Übende individuelle Gestaltungsmöglichkeiten in folgenden Bereichen erfahren:

- Leichte Größenabweichungen innerhalb des freien weißen Bereichs oder nach oben und unten in die grauen Bereiche hinein. Die gefundene individuelle Schriftgröße sollte auch beim Schreiben in etwa beibehalten werden
- Individuelle Größengestaltung der Ober- und Unterlängen
- Individuelle Schrägstellung der Formen nach links oder rechts
- Je nach Ausführungsbreite der Einzelmuster können bei den zusammenhängenden Mustern 2 oder 3 miteinander verbunden werden, dann sollte ein „Luftsprung" erfolgen

In den **KIPAS** kann auch gezielt mit Variationen des Tempos gearbeitet werden. Dazu werden die Muster verlangsamt und beschleunigt wiedergegeben. Um flüssig zu schreiben, ist ein „gewisses" Tempo erforderlich: Bei einem zu geringen Tempo ist die Schrift leicht verzittert. Bei zu großer Geschwindigkeit kann nicht rechtzeitig genug abgebremst werden, und die Formkontrolle verliert sich.

Zusätzlich gibt es den Verbrauchsblock „KIPAS" ohne Mustervorgaben (Bestell-Nr. 1084). Hiermit werden individuelle Dynamisierungsübungen durchgeführt, und es wird an der individuellen Schriftgröße gearbeitet.

Durch die Übungen zur Größenvariation (Abb. 48 a / b) wird das Bewegungsausmaß der Schreibbewegung aus den Fingern verbessert. Dabei können die Übenden herausfinden, welche Schreibgröße für sie angenehm ist und welche Einschränkungen in den engen Bereichen bestehen. Im engen Bereich werden die kleinräumigen Bewegungen mehr aus den Fingern, im weiteren Bereich das Bewegungsausmaß der Fingergelenke und teilweise des Handgelenks gefördert. Nur, wenn die Schreibbewegungen gut koordiniert aus der Kombination von Fingerbewegungen und Bewegungen des Handgelenks erfolgen, gelingt es, locker, ausdauernd und anstrengungsfrei in einer angenehmen und gleichförmigen Größe der Schrift leserlich zu schreiben. Die in der Übung als angenehm empfundene Größe sollte auf die Schriftgröße übertragen werden.

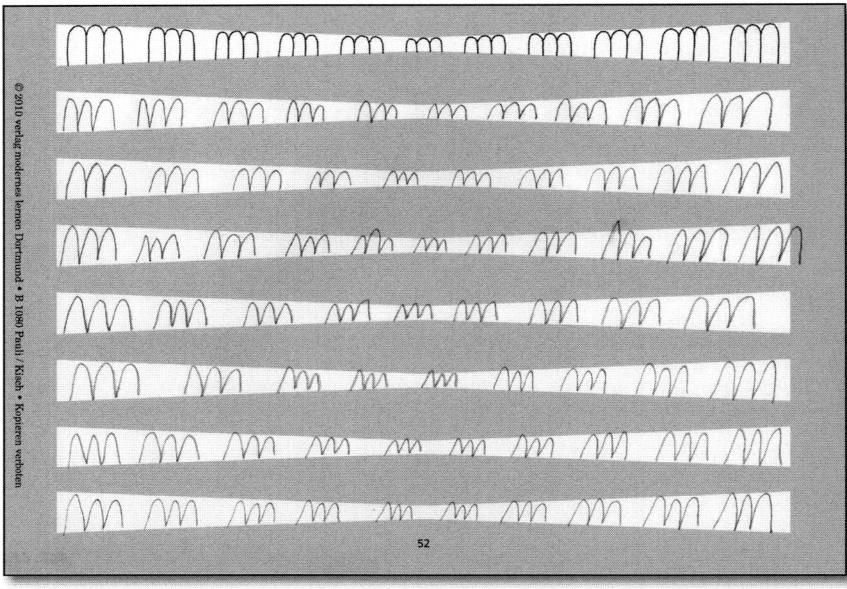

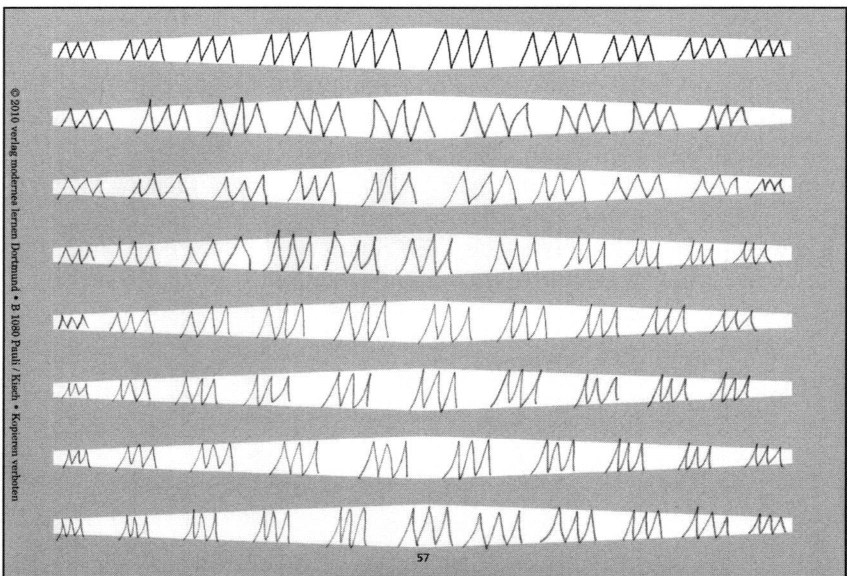

Abb. 48 a / b: Übungen zur Größenvariation

Übungen zum Richtungswechsel fördern die Bewegungsanpassung des Handgelenks und steigern das Bewegungsausmaß. So können Handgelenk- und Fingerbewegung in idealer, physiologischer Weise koordiniert werden.

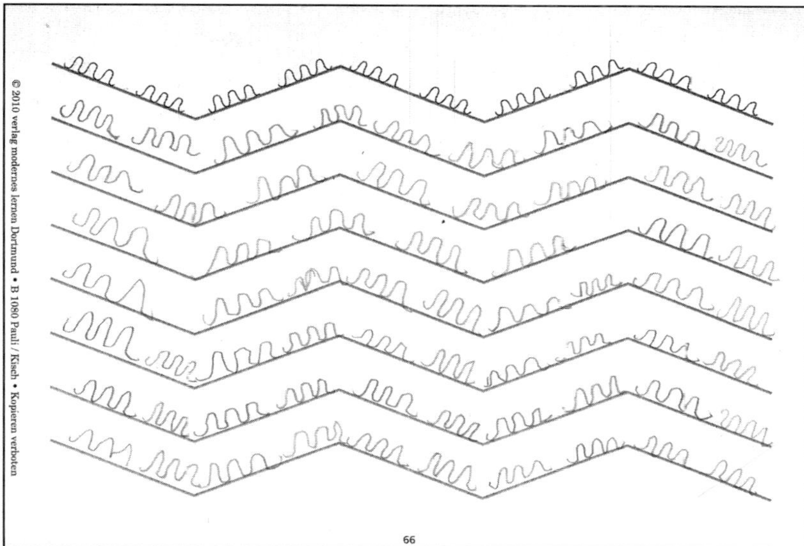

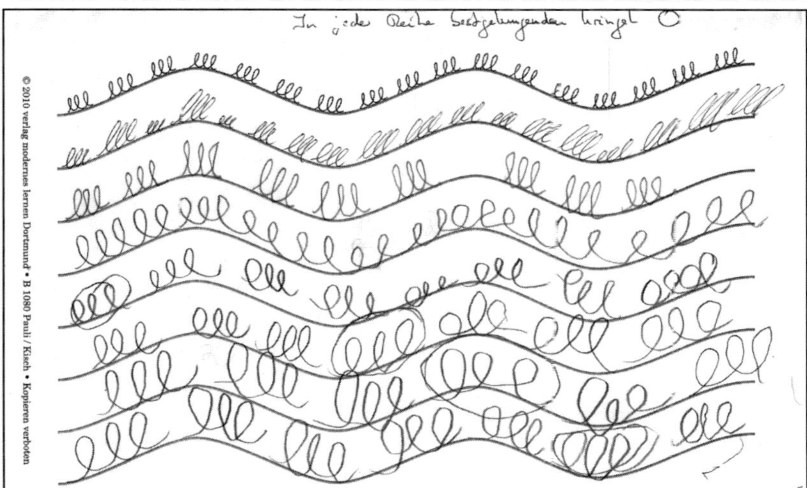

Abb. 49 a / b

Über die Motivblätter können unterschiedliche grafomotorische Formen und Muster in sämtliche Richtungen geübt werden. Die Motivblätter enthalten sowohl Formen- und Mustervorgaben als auch leere Felder zur kreativen Gestaltung. Durch die häufige Wiederholung der einzelnen Formen und Muster steigt die Sicherheit in der Wiedergabe in alle Richtungen, die Geläufigkeit der Finger- und Handbeweglichkeit, und es werden das Zielen und Abbremsen geübt.

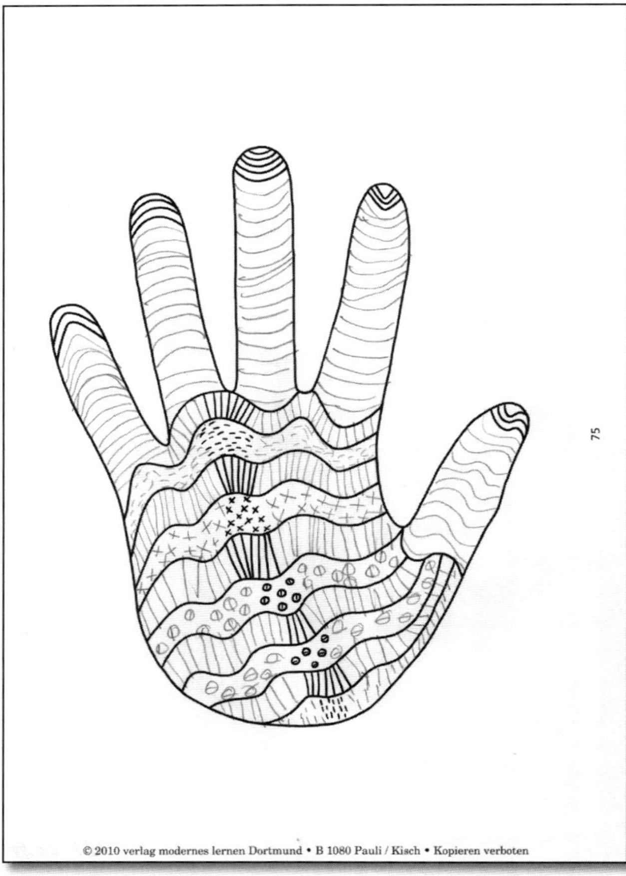

Abb. 50: Ausgefülltes Motivblatt

Die als Belohnungssystem konzipierten Gläser mit Gummibärchen, Fischen und Münzen unterstützen vor allem jüngere Kinder, motivierter zu üben.

Für jedes sorgfältig durchgeführte Arbeitsblatt malt sich das Kind ein Motiv im Glas aus. Wenn das Glas „voll" ist, wird zusammen mit den Eltern eine vorher vereinbarte Belohnung eingelöst (z. B. ein gemeinsamer Ausflug oder die Erfüllung eines ersehnten Wunsches).

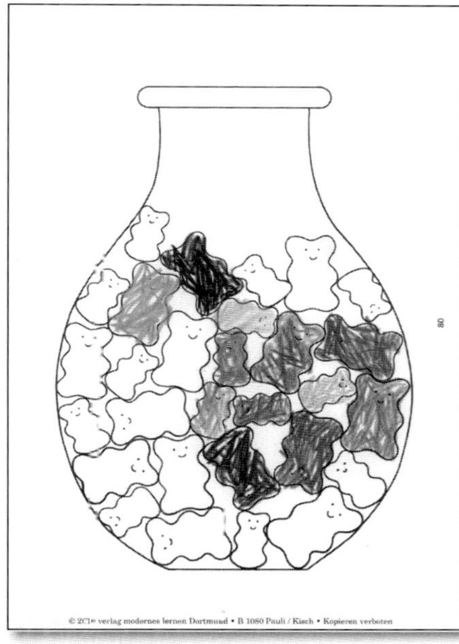

Abb. 51: Belohnungsblatt

Der Unterschied zwischen Block 3 und 4 besteht darin, dass zu allen Übungsteilen, die in Block 3 enthalten sind, Block 4 schwierigere Variationen und zusätzliche Übungsblätter bietet.

9.10 Therapieplanung / Therapiedurchführung

9.10.1 Einführung

Zur Planung und Durchführung der Behandlung ist es wichtig, mit Eltern und dem Kind (bei Jugendlichen mit diesem direkt) die Voraussetzungen für eine zielgerichtete Therapie zu klären und die altersentsprechende Vorgehensweise darzustellen. Weiterhin ist es wichtig, die Motivation durch Ermutigung und das Darstellen / Herausarbeiten der Erfolge zu fördern.

9.10.2 Voraussetzungen zur Therapie

Insgesamt muss vorab und im Therapieverlauf den Eltern und dem Kind / Jugendlichen auf dem jeweiligen Niveau des Wissens und Verständnisses nachvollziehbar erklärt werden, was der Sinn und Inhalt der Förderung ist, damit es gelingt, Eltern und Kind bzw. den Jugendlichen „mit ins Boot zu holen".

Es ist wichtig, den Umfang und Zeitrahmen der Therapie festzulegen (dieser muss im Therapieverlauf teilweise angepasst werden) und die Zielformulierung für die jeweils nächste Behandlungseinheit darzustellen. Dies ist bei jedem Patienten anders und so ist eine individuelle, regelmäßige Überprüfung / Anpassung der Therapieziele erforderlich. Bei 10 Behandlungseinheiten kann dies z. B. in der 5. und

9. Einheit geschehen. Zudem ist wichtig zu klären, ob ein Elternteil während der Behandlung anwesend ist und wie die Informationen für die weitere Zusammenarbeit ausgetauscht werden sollen, z. B. wenn der Jugendliche alleine kommt. Sinnvoll ist eine festgelegt Zeit von ca. 5–10 Minuten am Schluss jeder Behandlung, um die weitere Vorgehensweise zu besprechen und Probleme zu erörtern.

9.10.3 Arbeitsmaterialien für die Therapie

Für die Therapie mit schreibauffälligen Kindern / Jugendlichen sind einige Materialien erforderlich und es ist günstig, diese zusammenzustellen, bevor mit der Behandlung begonnen wird.

Diese sind:

- **Höhenverstellbarer Tisch / verschiedene Stühle:** Um ergonomisch arbeiten zu können, müssen unbedingt ein höhenverstellbarer Tisch (möglichst auch schräg zu kippen) und verschieden große Stühle oder ein höhenverstellbarer Stuhl sowie verschiedene Sitzadaptionen vorhanden sein (Keilkissen / Ballonkissen). Zum Schreiben, vor allem bei schreibauffälligen Kindern / Jugendlichen ist unbedingt eine physiologische Sitzhaltung erforderlich. Auch in der Beratung der Eltern und im Austausch mit der Schule ist dieses Thema mit zu bedenken.
- **Tafel:** Damit können Übungen zur Formwiedergabe und Schwungübungen durchgeführt werden. Der leichte Reibungswiderstand des Tafelbelags fördert die Wahrnehmung und damit das Gespür für die Bewegungsführung von Kreiden und Stiften. Eine Übungsmöglichkeit besteht darin, dass das Kind Buchstaben häufig wiederholt oder mit einem kleinen, feuchten Pinsel in der vorgegebenen Schreibrichtung überwischt.
- **Schiefertafel** (ca. DIN A4): Der Reibungswiderstand ist günstig zur Verstärkung des Lernens der Formen über die *„sensomotorische Erinnerung"*. (Kap. 1) Es können z. B. im Wechsel Buchstaben darauf geschrieben werden, die vom Kind im Verlauf der vorgegebenen Schreibrichtung überschrieben werden.
- **Flache Sandwanne mit dunklem Grund:** Mit den Fingern und / oder mit stiftähnlichen Stäben (möglichst im Dreipunktgriff gehalten) können die Kinder Formen, Muster, Buchstaben und Zahlen spuren und damit über die taktil-kinästhetische Wahrnehmung ihre *„sensomotorische Erinnerung"* fördern. (Kap. 1)
- **Glasplatte** (Plexiglas): Unter die Scheibe werden vorbereitete Vorlagen mit Formen, Buchstaben oder Zahlen, die für das Kind schwierig sind oder gespiegelt werden, gelegt. Mit den Fingern werden sie mehrfach nachgespurt

oder mit abwaschbaren Wachskreiden, Rasierschaum oder Fingerfarbe überschrieben.

- **„Aqua Doodle“:** Bei diesem vor allem für jüngere Kinder sehr motivierenden Spiel werden mit einem wassergefüllten Stift Formen etc. auf einem mit dunklem Kunststoff unterfütterten weißen Stoff gemalt. Im Sommer oder auf einer Heizung trocknet dieser schnell und kann im Intervall mit anderen Übungen rasch wieder eingesetzt werden. (Materialien / Bezugsquellen)
- **Uhr mit Sekundenzeiger** (Stoppuhr): Sie kann zur Temposteigerung bei Dynamisierungsübungen, vor allem bei älteren Kindern eingesetzt werden. Auch zur Verlangsamung von Kindern / Jugendlichen, die für ihre ungeübte Handmotorik zu schnell und dadurch unleserlich schreiben, kann die Messung der Zeit bei Übungen zur bewussten Tempovariation hilfreich sein.
- **Schreiblehrgänge:** Es ist sehr wichtig, zu sehen, mit welchem Material das jeweilige Kind schreiben lernt und mit welchen Schwierigkeiten es dabei zu „kämpfen“ hat. Nur darüber ist es möglich, die Behandlung an die konkrete Situation beim Schreiben-Lernen anzupassen.
- **Linienhefte:** Bei der Beobachtung des Schreibvorgangs müssen Schriftproben in den Linien der jeweiligen Klasse durchgeführt werden. Dabei können motorische Anpassungsprobleme beobachtet werden, wenn die anatomischen und koordinativen Gegebenheiten des Kindes nicht mit den Größenvorgaben der Linien übereinstimmen. Beim Wechsel auf andere Linien kann eine Veränderung beobachtet werden.
- **Stiftadaptionen / Verschiedene Stifte:** Es gibt eine große Menge von Stiftadaptionen und Stiften. Gängige Modelle sollten in der Praxis vorhanden sein, damit das Kind / der Jugendliche ausprobieren kann, welche Stiftadaption eine Unterstützung bei der Stifthaltung ist oder welcher Stift angenehm in der Hand liegt und sich gut führen lässt. Dazu ist es günstig, eine Kiste mit Stiften (verschiedene Bleistifte mit Noppen und Fräsungen, Füller, Faserstifte und Rollerpen unterschiedlicher Fabrikate) für Rechts- und Linkshänder sowie eine Auswahl von verschiedenen Stiftadaptionen vorrätig zu haben.
- **Schreibunterlage für Einzelblätter:** In der Schule und bei den Hausaufgaben schreiben die Kinder / Jugendlichen meist in Heften, die nicht so leicht verrutschen wie einzelne Blätter. Wenn sie mit Einzelblättern arbeiten, ist eine glatte, harte Tischplatte zur Stiftführung ungünstig und die Blätter verrutschen leicht. Günstig ist das Unterlegen einer weichen, rutschfesten Schreibtischauflage, die im Schreibwarengeschäft erhältlich ist. Zusätzlich wird dadurch der Arbeitsplatz strukturiert. Auf die Schreibunterlage kann eine Markierung für die schräge Blattlage eingezeichnet werden. Für jüngere linkshändige Kinder ist eine Schreibtischauflage für Linkshänder hilfreich. (Kap. 3.2) (Materialien / Bezugsquellen)

- **Fertig ausgestattete „Ravensburger Feinmotorikkiste"** (FeinMoKi): Im gleichlautenden Buch ist beschrieben, mit welchen leicht zu beschaffenden Materialien eine Kiste eingerichtet werden kann, um die Fingerbeweglichkeit, vor allem der Schreibfinger 1–3 zielgerichtet und dennoch spielerisch fördern zu können. (Kap. 9.4.1) Für die Übungsform Parcours (Kap. 9.4) und für häusliche feinmotorische Übungen stehen damit eine große Anzahl an abwechslungsreichen, motivierenden Übungen zur Verfügung.
- **Die Zeichenprogramme „Geschickte Hände zeichnen 1 und 2":** Die Verbrauchsblöcke zur systematischen Förderung von Kindern mit grafomotorischen Auffälligkeiten beim Schriftspracherwerb bieten eine Vielzahl von Arbeitsblättern zu den Bereichen Schwungübungen, Grundformen und Grundmuster der Schrift.
- **Die Zeichenprogramme „Geschickte Hände zeichnen 3 und 4":** Die Verbrauchsblöcke wurden vor allem für die Förderung von Kindern und Jugendlichen entwickelt, die bereits Schreiben gelernt haben, aber wegen grafo- und schreibmotorischer Probleme unleserlich, zu langsam oder nicht ausdauernd schreiben. (Kap. 9.6)
- **KIPAS** (nach **Ki**sch / **Pa**uli): Dies ist ein Verbrauchsblock zur Erarbeitung und Übung der individuellen Schriftgröße und zum Üben von dynamischen, automatisierten Schreibbewegungen. (Kap. 9.6 / 9.9)

9.10.4 Arbeits- und Übungsformen / altersentsprechende Vorgehensweisen / Motivation

Für die therapeutische Arbeit mit schreibauffälligen Kindern / Jugendlichen ist es wichtig zu wissen, welche Arbeits- / Übungsformen und Vorgehensweisen in welchem Alter relevant sind.
Weiterhin gilt es, die Ziele der Therapie / Förderung und deren Inhalte auf die Motivation und altersentsprechenden Möglichkeiten der Mitarbeit jedes einzelnen Kindes / Jugendlichen abzustimmen.

Im Folgenden wird als Unterstützung zur Therapieplanung dargestellt, welcher Therapieansatz in welchem Alter sinnvoll ist, welche Ziele angestrebt werden sollten, welche Inhalte die Therapie / Förderung hat und wie die Motivation des Kindes / Jugendlichen hergestellt und erhalten werden kann. Weiterhin wird vorgeschlagen, welche Medien eingesetzt werden können, welche Möglichkeiten bezüglich der Schullinien bestehen und was zum Thema Stifte wichtig ist.

Der einfacheren Lesbarkeit und der besseren Übersicht wegen ist dieser Teil des Buchs in Stichpunkten gehalten.

9.10.4.1 6–7 Jahre (1. Klasse)

Therapieansatz / Vorgehensweise:

- Spielerisches Arbeiten im Parcours (Kap. 9.4)
- Intensive Elternarbeit und Anleitung zur vielfältigen feinmotorischen Betätigung im Alltag erforderlich
- Kontrolle der häuslichen Übungen in der nächsten Behandlungseinheit (Kap. 9.4.4)
- Lösungsansätze gemeinsam mit Kind suchen und ausprobieren

Inhalte / Ziele:

- Verbesserung der Fingerbeweglichkeit und -koordination
- Korrektur der Sitzhaltung und Stifthaltung sowie der Blattlage
- Übungen zur Formerfassung und -wiedergabe
- Automatisierung der Buchstaben- und Zahlenformen
- Schräglage des Blattes einüben

Motivation:

- Der Einsatz eines Belohnungssystems ist hilfreich
- Heranführung zur eigenen Leistungseinschätzung ist möglich

Medien / Stifte:

- „Geschickte Hände zeichnen 1 und 2"
- Dicke, 3-kantige Bleistifte (unterschiedliche Fabrikate probieren)
- Evtl. Stiftadaption oder Gummi als Markierung, um nicht zu weit am Stift hinunter zu rutschen

9.10.4.2 7–8 Jahre (2. Klasse)

Therapieansatz / Vorgehensweise:
- Spielerisches Arbeiten im Parcours (Kap. 9.4)
- Anleitung zur Selbstkontrolle des Kindes durch Besprechung des Geübten
- Intensive Elternarbeit ist weiterhin erforderlich
- Anleitung zur Übertragung in alltagsrelevante Tätigkeiten - Motivation zur vielfältigen feinmotorischen Betätigung
- Lösungsansätze gemeinsam mit Kind suchen und ausprobieren

Inhalte / Ziele:
- Verbesserung der Fingerbeweglichkeit und -koordination
- Korrektur der Blattlage / Sitzhaltung und wenn noch möglich der Stifthaltung
- Automatisierung der Buchstabenverbindungen

Motivation:
- Belohnungssystem ist weiterhin hilfreich
- Leistungseinschätzung zur Selbstkontrolle ist in Ansätzen möglich

Medien / Stifte:
- „Geschickte Hände zeichnen 2 / 3 / 4“
- U. U. Wechsel auf Linien der 1. oder 3. Klasse (nur in Absprache mit Lehrern möglich)
- KIPAS zur Dynamisierung der Schreibbewegung einsetzen (u. U. auch in der Schule – nur nach Absprache mit Lehrern)
- Wechsel auf die größeren Rechenkästchen der 1. Klasse, wenn die kleinen Kästchen der 2. Klasse Probleme bereiten
- Beim Bleistift bleiben (nicht bei Klassenarbeiten möglich)
- Verschiedene Füller bzw. alternative Schreibgeräte (Faserstifte oder Rollerpen) probieren
- Faserstift / Rollerpen statt Füller einsetzen (geeigneten Anfängerstift mit Griffmulden ausprobieren)

9.10.4.3 8–9 Jahre (3. Klasse)

Therapieansatz / Vorgehensweise:
- Weniger spielerisch vorgehen, dennoch abwechslungsreich arbeiten
- Kurze Spiele und Übungen zur Unterbrechung und als Anreiz
- Anleitung zur Selbstkontrolle verstärken
- Weiterhin Elternarbeit / Erinnerung an häusliches Üben erforderlich
- Lösungsansätze gemeinsam mit Kind suchen und ausprobieren

Inhalte / Ziele:
- Verbesserung der Fingerbeweglichkeit und -koordination unbedingt weiter fördern
- Flüssiges, schnelles Schreiben: Dynamisierung / Automatisierung der Schreibbewegung
- Korrektur der Sitz- und Stifthaltung sowie der Blattlage (teilweise schwer veränderbar, sollte aber versucht werden)
- Alternativen Stift herausfinden und gegebenfalls damit üben
- Kurzworte automatisiert schreiben können

Motivation:
- Teilweise Belohnungssystem weiterhin hilfreich, wenn vom Kind gewünscht
- Eigene Einsicht und Therapiebereitschaft erforderlich (Leidensdruck erhöht sich häufig, da Schreibmenge und -tempo zunehmen)
- Eigene Leistungseinschätzung erforderlich

Medien / Stifte:
- „Geschickte Hände zeichnen 3 und 4"
- U. U. vorzeitiger Wechsel auf Linien der 4. Klasse (nur in Absprache mit Lehrern möglich)
- KIPAS in der Therapie und Zuhause einsetzen
- Rollerpen / Faserstift statt Füller benutzen (verschiedene Stifte ausprobieren und evtl. einsetzen)

9.10.4.4 9–10 Jahre (4. Klasse)

Therapieansatz / Vorgehensweise:

- Nicht mehr spielerisch, dennoch abwechslungsreich gestalten
- Schreibproblem ist im Vordergrund / Schrift vereinfachen („abspecken")
- Elternarbeit zur Information weiterhin sinnvoll / Erinnerung an häusliches Üben ist teilweise erforderlich

Inhalte / Ziele:

- Entwicklung der individuellen Handschrift unterstützen
- Ausdauerndes Schreiben durch Erhöhung der häuslichen Übungsmenge fördern
- Korrektur der Sitz- und Stifthaltung sowie der Blattlage teilweise schwer veränderbar, sollte weiterhin versucht werden (vor allem bei massiven Haltungsfehlern, die zu Haltungsschäden führen können)
- Verbesserung der Fingerbeweglichkeit / -koordination weiterhin fördern
- Kind zu entspannenden und / oder kräftigenden Bewegungspausen für Finger und Hand anleiten
- Individuelle Lösungen gemeinsam für folgende Probleme finden:
  - Vereinfachung der Buchstabenformen
  - Einübung von Buchstaben-Anbindungen und Unterbrechungen
  - Schriftgröße entsprechend der anatomischen Gegebenheiten / des Bewegungsausmaßes herausfinden und fördern
  - Schreibgerät auf den „Prüfstand" stellen

Motivation:

- Eigene Einsicht und Therapiebereitschaft unbedingt erforderlich (durch Leidensdruck und zunehmenden Eigenantrieb möglich)
- Für manche Kinder ist auf Wunsch ein Belohnungssystem hilfreich
- Zunehmende Selbstkontrolle des Kindes erforderlich

Medien / Stifte:

- „Geschickte Hände zeichnen 3 und 4"
- KIPAS in der Therapie und für häusliche Übungen einsetzen
- Umfassende Stiftberatung und Ausprobieren des bestmöglichen Stifts ist wichtig (keinen Anfängerstift mit Griffmulden mehr einsetzen)
- Bei sehr einschränkenden Greifarten des Stiftes Veränderung bei der Stifthaltung versuchen (zumindest als Schreibalternative). (Kap. 2.14.2)

9.10.4.5 10–15 Jahre (ab 5. Klasse)

Therapieansatz / Vorgehensweise:

- Nicht mehr spielerisch arbeiten / Behandlung direkt am Schreibproblem orientieren
- Individuelle Lösungsansätze gemeinsam mit Kind / Jugendlichem suchen und gefundene Verbesserungen über häufiges Schreiben dieser Buchstaben oder Buchstabenverbindungen üben

Inhalte / Ziele:

- Vereinfachen der Schrift / Einüben von individuellen Anbindungen und Unterbrechungen
- Entwickeln der individuellen Handschrift / Ermunterung zum Ausprobieren
- Ausdauerndes, anstrengungsfreies, schnelles und dennoch leserliches Schreiben
- Korrektur der Bewegungsergonomie (Verbesserungen probieren bzw. bei Extremstellung forcieren)
- Wechsel des Schreibgerätes (Faserstift / Rollerpen / Kugelschreiber)

Motivation:

- Fortschritte nur mit Eigenmotivation und ausdauerndem Üben möglich (gute Leistungsbereitschaft bedeutet kürzere Therapiezeit)
- Selbstkontrolle des Kindes / Jugendlichen möglich
- U. U. ist ein schriftlicher Vertrag hilfreich, in dem die Ziele, Übungszeiten, Übungsmenge etc. festgehalten sind

Medien / Stifte:

- „Geschickte Hände zeichnen 3 und 4“
- Einfaches Linienpapier
- Individuelle Stiftberatung (keinen Anfängerstift mit Griffmulden / Beratung zu leichten Veränderung bei der Stifthaltung, vor allem bei gravierenden Fehlhaltungen (z. B. Hakenhand / verkrampfter überschlagener Daumen)
- Anleitung zur Variation der Stifthaltung, z. B. bei Belastung (Kap. 2.14.2)

9.11 Therapiestundenverlauf

Um einen Eindruck von einem Therapiestundenverlauf zu bekommen, wird hier ein mögliches Stundenprinzip dargestellt.

Mögliches Stundenprinzip:

Besprechung der häuslichen Übungen:

- Arbeitsblätter anschauen:
  - ➢ Was ging gut / nicht gut (warum) / wurde nicht gemacht (warum)
  - ➢ Welche Lösungsideen aus der Therapiestunde, z. B. Buchstabenformen / -anbindungen wurden übernommen / wurden verworfen (warum) / werden spontan in die Schrift übernommen
- Praktische Übung zeigen lassen und ggf. korrigieren / variieren, z. B.:
  - ➢ Geschicklichkeitsübung mit Material zur Förderung der Fingerbeweglichkeit
  - ➢ Jonglierübungen bei Jugendlichen mit Koordinationsproblemen
  - ➢ Überkreuzungsübung bei Kindern mit zusätzlichen Lateralitätsstörungen
- Wenn häusliche Übungen nicht gemacht wurden, im Gespräch die Ursache klären und Problemlösung suchen (bis 3. / 4. Klasse mit Kind und Eltern, danach über die Einsicht des Kindes / Jugendlichen arbeiten)
- Nicht gemachte häusliche Übung evtl. in der laufenden Therapiestunde nacharbeiten lassen

Weitere Therapiedurchführung:

- Geplante Schwerpunkte der Stunde u. U. an die Übungserfolge der häuslichen Übungen anpassen und neue Übungen in Arbeitsblätter eintragen, z. B.:
  - ➢ Noch nicht geläufige grafomotorische Muster oder Buchstaben / -verbindungen
  - ➢ Problembuchstaben, die bei der Schriftanalyse auffielen
  - ➢ Häufige Buchstabenverbindungen, die unsicher sind, aber schnelles, leserliches Schreiben erleichtern
  - ➢ Kombination aus Geläufigkeitsübungen und Übungen zur Buchstabenproblematik in KIPAS oder auf Grundlinien

Weitere Therapieplanung:

- ➢ Während das Kind / der Jugendliche arbeitet, weitere Übungen / häusliche Übungen vorbereiten und eintragen (z. B. individuelle Buchstabenanbindungen in KIPAS)
- ➢ Dokumentation durchsehen und weiterführen

➢ Gegen Ende der Stunde häusliche Übungen, die sich aus dem Stundenverlauf entwickeln, erklären und die Häufigkeit der Wiederholungen festlegen

Dokumentation:
- Ordner führen / Arbeitsblätter mit Datum versehen abheften
- Bereits durchgeführte Formen, Buchstaben oder Buchstabenverbindungen zur besseren Übersicht systematisch in eine Liste eintragen

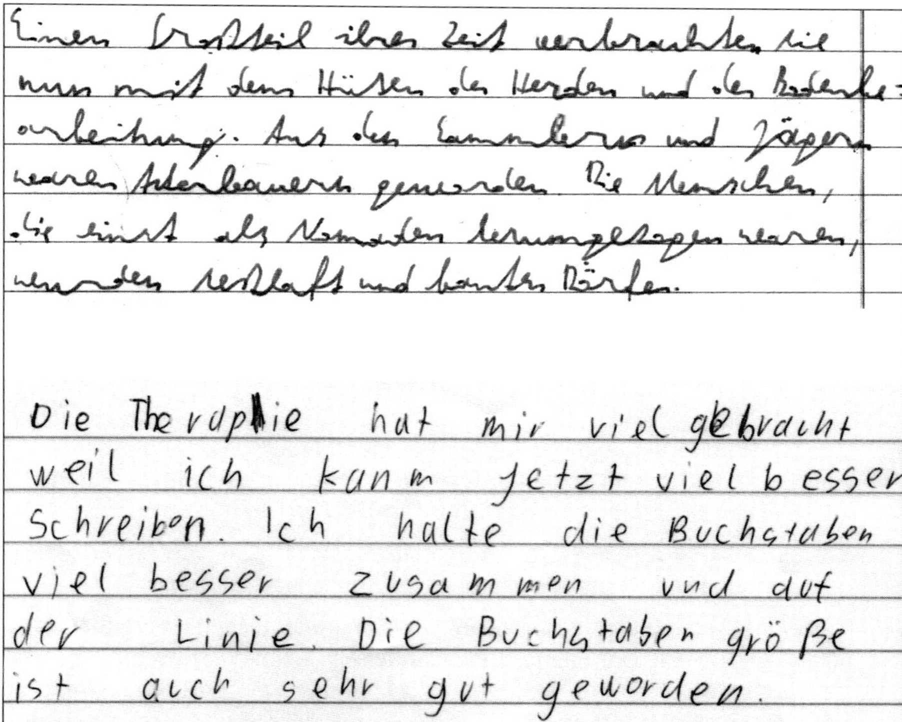

Abb. 52: Schrift vor und nach der Therapie des gleichen Jugendlichen

Literatur / Quellen / Internetadressen

1. Bartnitzky, H., Hecker, U., Mahrhofer-Bernt, Ch. (2011): „Grundschrift – Damit Kinder besser schreiben lernen", Verlag Grundschulverband
2. Bredel, U., Günther, H., Klotz, P., Ossner, J., Siebert-Ott, G. (2003): Didaktik der deutschen Sprache. Ein Handbuch, 1. Teilband, Kapitel 3, Schreiben, Verlag Ferdinand Schöningh
3. Brügelmann, H., Brinkmann, E. (1998): Die Schrift erfinden. Libelle Verlag
4. Busse, H.(32010): Zauberhaftes Lernen. borgmann publishing
5. Dietrich, A.: Artikel „Mit Schwung, aber lesbar", Die Zeit, 24. März 2011
6. Fischer, A. (2009): Vortrag über Studie, 3. Ergotag Stuttgart
7. Koch, J.: Artikel „Abschied vom Schleifen-S", Der Spiegel 1 / 2011
8. Mahrhofer, C., Speck-Hamdan: „Schreibenlernen – ein Kinderspiel? Eine Analyse des Erstschreibunterrichts", Grundschule 33, 2001
9. Mahrhofer, C.: „LufT – Lockere und flüssige Textproduktion". Jahrbuch Grundschulforschung, Band 5, 2002
10. Mahrhofer C. (2004): Studie „Schreibenlernen mit graphomotorisch vereinfachten Schreibvorgaben". Verlag Julius Klinkhardt
11. Mahrhofer-Bernt, C.: Artikel „Die eigene Schrift entwickeln – von Anfang an". Grundschule aktuell, Heft 91, 2005
12. Mai, N., Marquardt C. (1998): Registrierung und Analyse von Schreibbewegungen: Fragen an den Schreibunterricht. In: Huber, Kegel, Speck-Hamdan, Hrsg.: Einblicke in den Schriftspracherwerb. Westermann
13. Mai, N.: „Warum wird Kindern das Schreiben schwer gemacht? Zur Analyse der Schreibbewegungen". Psychologische Rundschau 42, 1991
14. Marquardt, C.: Schreibenlernen – so geht's. Materialien zum Schreibunterricht: Kap. 1 „Schreibprobleme aus Sicht der aktuellen Wissenschaft" / Kap. 2 „Schreibmotorik". Careline, Medien für Bildung, Erziehung, Gesundheit
15. Marquardt, C., Sattler, J. B. (2010): Reif für's Schreibenlernen? Hilfen für rechts- und linkshändige Kinder im Schreiblernprozess. Hsg. Stabilo
16. Marquardt, C., Söhl, K., Kutsch, E.(2011): Motorische Schreibschwierigkeiten. In: Novak, D. A. (Hrsg.): Handfunktionsstörungen in der Neurologie, Springer Verlag
17. Naef, A. (2010): Basisschrift – erste Verbindungen, Schubi

18. Pauli, S., Kisch, A.: „Geschickte Hände – Handgeschicklichkeit bei Kindern“, praxis ergotherapie Jg.22 (2), April 2009
19. Pauli, S., Kisch, A.: „Die ergotherapeutische Behandlung von Kindern mit Schreibproblemen nach dem Schriftspracherwerb“, praxis ergotherapie Jg. 23 (6), Dezember 2010
20. Prusse, D. (2009): Basisschrift – alle Verbindungen, Schubi
21. Ritter, A. und M. (2012): Schreibkompetenz und Schriftkultur – Ein Lese- und Arbeitsbuch. Verlag Grundschulverband
22. Sammann, K., Vetter, M., Amft, S., Kranz, I.: „Nicht nur Übung macht den Meister. Grafomotorische Förderung für psychomotorische Gruppen“. Praxis der Psychomotorik, Jg. 35 (1), Februar 2010
23. Sammann, K., Vetter, M., Amft, S., Kranz, I. (2010): G-FIPPs: Grafomotorische Förderung. Ein psychomotorisches Praxisbuch. *BORGMANN MEDIA*
24. Sattler, B., Marquardt, C.: „Motorische Schreibleistung von linkshändigen und rechtshändigen Kindern in der 1. bis 4. Grundschulklasse“, Teil 1 und 2, Sonderdruck aus Et Reha 49. Jg., 2010, Nr. 1 und 2
25. Seiler, Ch. (2017): „Nicht verzagen trotz Muskelhypotonie – Perspektiven bei Entwicklungsverzögerungen“. Springer Verlag
26. Quenzel, I., Mai, N.: „Welche schreibmotorischen Kompetenzen besitzen Schulanfänger?“. Grundschule, Heft 02 / 2001, Westermann
27. Velay, J.-L., Longcamp, M.: „Besser von Hand“, Gehirn und Geist, 3 / 2007
28. Vetter, A., Amft, S., Samman, K. Kranz, J.: Studie G-FIPPS zur Wirksamkeit grafomotorischer Förderung in integrativ und präventiv ausgerichteter Psychomotorik. Interkantonale Hochschule für Heilpädagogik Zürich.
29. Zitzlsperger, H. (2002): Vom Gehirn zu Schrift. Handbuch Anfangsunterricht. Verlag Schneider Hohengehren
30. Artikel „Mit der Hand schreiben ist wichtig“, Schwäbische Zeitung, 14.12.2009

Internetadressen

www.grundschulverband.de
www.hft.ch/projekte_detail-n70-i602-sD.html (Studie G-FiPPs)
www.rechtschreib-werkstatt.de
www.richtigschreibenlernen.com
www.schulschriften.de

Materialien / Bezugsquellen

- FEW-2 (Frostig Entwicklungstest der visuellen Wahrnehmung) Hammill, D. D., Pearson, N. A., Voress, J. K., Testzentrale Hogrefe Verlag
- FEW-JE (Frostig Entwicklungstest der visuellen Wahrnehmung – Jugendliche und Erwachsene) F. Petermann, H.-C. Waldmann, M. Daseking, Hogrefe Verlag
- Schreibtischauflage für Linkshänder, Dr. B. Sattler, Ludwig Auer Verlag
- Spiel „Klappe auf", Ravensburger Verlag
- Spiel „Aqua Doodle", Ravensburger Verlag

Weiter Literatur der Autorinnen

- Geschickte Hände zeichnen 1
- Geschickte Hände zeichnen 2
- Geschickte Hände zeichnen 3
- Geschickte Hände zeichnen 4
- RAVEK Handbuch zum **Rav**ensburger **E**rhebungsbogen fein- und grafomotorischer **K**ompetenzen – Befunderhebung von 4–10 Jahren
- RAVEK CD-ROM zum **Rav**ensburger **E**rhebungsbogen fein- und grafomotorischer **K**ompetenzen – Befunderhebung von 4–10 Jahren
- Geschickte Hände – Handgeschicklichkeit bei Kindern
- Die Ravensburger Feinmotorikkiste (FeinMoKi)
- Spiele zur Förderung der Handgeschicklichkeit und Grafomotorik – für Therapie und Pädagogik
- Das kleine Handbuch
- „Ganz schön schräg"
- Was ist los mit meinem Kind?
- KIPAS (nach **KI**sch und **PA**uli)